肝病中医辨证护理

谭柳纯　毛德文　主编

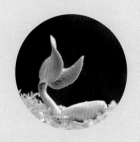

中国中医药出版社
·北京·

图书在版编目（CIP）数据

肝病中医辨证护理/谭柳纯，毛德文主编.—北京：中国中医药出版社，2017.1

ISBN 978-7-5132-3456-6

Ⅰ.①肝…　Ⅱ.①谭…　②毛…　Ⅲ.①肝病（中医）—中医学—护理学　Ⅳ.① R248.1

中国版本图书馆 CIP 数据核字（2016）第 118524 号

中国中医药出版社出版

北京市朝阳区北三环东路 28 号易亨大厦 16 层

邮政编码　100013

传真　010 64405750

廊坊市晶艺印务有限公司印刷

各地新华书店经销

开本 880×1230　1/32　印张 4.5　字数 101 千字

2017 年 1 月第 1 版　2017 年 1 月第 1 次印刷

书号　ISBN 978 – 7 – 5132 – 3456 – 6

定价　39.00 元

网址　www.cptcm.com

如有印装质量问题请与本社出版部调换

版权专有　侵权必究

社长热线　010 64405720

购书热线　010 64065415　010 64065413

微信服务号　zgzyycbs

书店网址　csln.net/qksd/

官方微博　http：//e.weibo.com/cptcm

淘宝天猫网址　http：//zgzyycbs.tmall.com

《肝病中医辨证护理》

主　审　桂雄斌

主　编　谭柳纯　毛德文

副主编　黄雪霞　徐　航　韦衡秋

编　委　黄　沂　周艳琼　邓　旭　邹优兰　李琼娟

　　　　潘红霞　龙富立　农玉梅　黄慧红　谢　芳

　　　　王　沙　顾春妮　邓玉英　曾德兰　田丽玲

秘　书　李　铭　罗　莹

编写说明

中国是个"肝病大国"，调查显示，每12个中国人里就有一个人患有肝病。在我们身边，近些年来，患上脂肪肝、酒精肝、甲肝、乙肝、肝硬化，甚至肝癌等肝病的人也越来越多。一些调查结果显示，我国脂肪肝患者也超过1亿人。据临床资料显示，如不对脂肪肝进行早期干预，其发展成为脂肪性肝炎、脂肪性肝硬化的概率会加大。原卫生部部长陈竺在全国科协大会上提出，要想努力摘除我国"肝病大国"的帽子，预防和治疗是关键。

2010年卫生部发布的数据显示，我国乙肝病毒携带者约有9300万，丙肝患者有3000多万，每年肝病新发病人数约50万，每年死于肝脏相关疾病的人数超过30万人。为降低病死率、提高生存质量，主编单位广西中医药大学第一附属医院中医肝病治疗中心在国家"十一五""十二五"重大传染病专项配套课题成果、广西医药卫生适宜技术推广奖《重型肝炎中医辨证护理的规范化研究》的基础上制订了《重型肝炎中医辨证规范化护理手册》，在广西13家中医医院进行应用研究，获得了满意的效果。

我们在《重型肝炎中医辨证规范化护理手册》基础上，撰写了《肝病中医辨证护理》一书，针对常见肝病，如急黄、黄疸、肝癌、血证、肝着、肝癖、肝痈、积聚、鼓胀、肝热病等，按病种分型后再按每个证型的临床表现、症状（体征）护理、用药护理、饮食护理、情志护理、健康指导及并发症护理为基本思路进行编排。

本书将整体护理与中医护理进行融合，突出体现中医护理特色，体现传统中医与现代临床护理的珠联璧合，从而发挥中医特色优势，让中医护理更加规范化、标准化及路径化，对临床、教学、科研、中医医院等级评审及相关的质量评价具有一定的指导意义。

本书主要供临床、教学、科研、护理工作者使用和参考，为肝病患者及家庭的中医辨证护理提供参考依据，同时也适用于健康指导、社区人群干预、家庭护理等，有实用性和指导性。

欢迎专家和各位读者对本书提出宝贵意见，以便再版时改进提高。

《肝病中医辨证护理》编委会

2016年7月

目　录

附录

急黄辨证施护

急黄病情凶险、预后差、并发症多，据国内报道病死率高达50%~70%。相当于西医的重型肝炎、肝衰竭。按照2000年中华医学会传染病寄生虫病学分会、肝病学分会制定的《病毒性肝炎防治方案》中重型肝炎诊断标准，重型肝炎分为三个临床型，即急性重型肝炎、亚急性重型肝炎和慢性重型肝炎。

诊断标准：

1.急性重型肝炎（急性肝衰竭）：以急性黄疸型肝炎起病，在2周内出现极度乏力，明显的消化道症状，迅速出现Ⅱ度以上（按4度划分）肝性脑病，凝血酶原活动度（PTA）低于40%，并排除其他原因者，肝浊音界进行性缩小，黄疸急剧加深，或黄疸很浅甚至尚未出现黄疸但有上述表现者均应考虑本病。

2.亚急性重型肝炎（亚急性肝衰竭）：以急性黄疸型肝炎起病，在2~24周内出现极度乏力，明显的消化道症状，同时凝血酶原时间明显延长，PTA≤40%，并排除其他原因者。黄疸迅速加深，每天可上升≥17.1μmol/L 或血清总胆红素大于正常值的10倍。其中首先出现腹水及其相关症候（包括胸水等）者，称为腹水型；首先出现Ⅱ度以上肝性脑病者，称脑病型（包括脑水肿、脑疝等）。

3.慢性重型肝炎（慢加急性肝衰竭、慢性肝衰竭）：慢性肝炎或肝硬化病史；乙型肝炎病毒携带史；无肝病史或无病毒携带史，但有慢性肝病体征（如肝掌、蜘蛛痣等）、影像学改变（如脾脏增厚等）及生化检测改变者（如丙种球蛋白升高、白/球蛋白比值下降或倒置）；肝组织病理学检查支持慢性肝炎。慢性重型肝炎起病时的临床表现同亚急性重型肝炎，随着病情发展而加重,达到重型肝炎诊断标准（PTA≤40%，血清总胆红素大于正常10倍）。

在中医辨证分型方面，参照国家"十一五"传染病重大专项《慢性重型肝炎证候规律及中西医结合治疗方案研究》分为瘀热发黄型、湿热发黄型、气虚瘀黄型及阳虚瘀黄型。

瘀热发黄型

临床表现

尿黄自利，皮肤瘙痒，或抓后有出血点，或皮肤灼热，舌质紫暗，瘀斑瘀点，舌下络脉增粗延长，口渴但饮水不多，大便秘结，鼻齿衄血，或皮肤瘀斑，胁下癥块，少苔或舌苔薄白或薄黄，脉弦或弦涩。

症状（体征）护理

1.遵医嘱予甘草酸苷注射液足三里穴位注射以降低转氨酶及保护肝细胞。

2.配合医师针灸足三里、腕骨、肝俞、太冲、章门，留针15分钟并艾条灸以清热利湿退黄。

3.中药或白醋保留灌肠，以通畅大便、酸化肠道，灌肠管插入深度25～30cm，并注意观察灌肠后效果及反应。

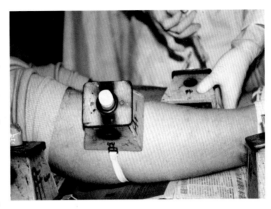

艾条穴位灸

（）用药护理

中药宜轻煎、久煎，宜在亥时（晚上9～11时）前后服用或早晚各服1次，夜间加服1次，以借助人体阴气发挥清热凉血化瘀、利湿解毒退黄、通腑行气泄浊之药力。

（）饮食护理

1.饮食选用植物油，以及含纤维素丰富的食物，可适当食海藻、紫菜、胡萝卜、橙、桃子、李子、山楂、玫瑰花、绿茶、赤小豆、空心菜、芹菜、丝瓜、冬瓜、西瓜等甘寒、甘平食物，以活血散结行气，疏肝解郁。

2.少食肥猪肉等滋腻之品及羊肉、狗肉、鳝鱼、韭菜、生姜、芫荽、辣椒、酒、饴糖、胡椒、花椒、蜂蜜等甘酸滋腻之品及火锅、烹炸、烧烤等辛温助热的食物。

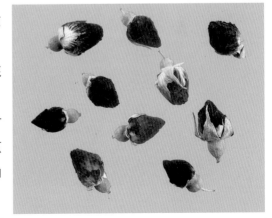

玫瑰花

3.根据患者食欲改

变情况，给予个体化的饮食调理。

情志护理

1.患者性格急躁易怒，在临床护理、观察与交谈中注意收集患者现有的或潜在的情志因素，教会患者克制过激情绪的方法，播放一些患者喜爱的轻松音乐，分散患者注意力，指导患者消除各种外邪入侵和湿热内生的有关因素，如忍尿、过食肥甘、外阴部不洁等。

2.疏通开导，解其郁结。用"以情胜治之"的情志方法，诚恳、热情地劝导患者减少不必要的郁怒；常和患者谈心，让患者将心中的不快、郁闷发泄出来，遇事冷静，情绪稳定，怡情放怀，要善于控制自己的感情，使气机通畅。

健康指导

1.利用清净养神法，提醒患者要保持清净的心态，要少思少念，做到精神内守、心平气和。

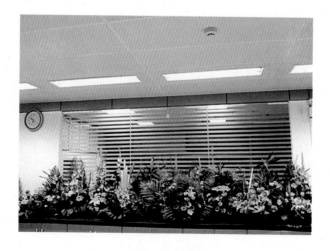

安静的居住环境

2.尽量为患者创造能够清净养神的客观条件，避免外界事物对心神的不良刺激。如提供安静的居住环境，避免过强的噪音，制定合理的探视制度。

3.保持室内灯光柔和，既能舒缓患者发怒情绪，又有助于狂躁和肝性脑病先兆患者的平静；用幽雅的绿色环境及浅蓝色窗帘有利于减轻患者的紧张和恐惧心理，促进患者康复。

湿热发黄型

临床表现

身目黄染、小便短黄，口苦泛恶，舌苔黄腻，面色晦滞，口干不欲饮，大便不调，舌质红、脉弦滑或弦数。

症状（体征）护理

1.遵医嘱予大黄煎剂每日睡前保留灌肠，先将中药浸泡30分钟，微火煎药液至100～150mL，每日睡前灌肠1次。以达到清热解毒、利湿退黄的目的。

2.遵医嘱黄芪注射液足三里穴位注射，以益气养元，扶正祛邪，养心通脉，提高机体免疫力。

3.可电针足三里、丰隆、阴陵泉穴，以清热利湿退黄。

用药护理

因湿热证者多于午时邪盛，病情加重，故药物应在午饭后顿服；因汤药量大且刺激性强，入口味苦，需耐心做好说服解释工作，以取得患者和家属的配合，可用米汤作为药引，既可保护胃气，同时也减少了苦寒药对胃肠的刺激。

饮食护理

1.饮食以低盐低脂、清淡为主，以适量蛋白质、糖和丰富的维生素、高热量为基本原则，避免进食粗糙、坚硬食物，以免损伤曲张的血管，诱发出血。

2.不宜长期摄入高糖高热量食物，可适当食用绿豆、苋菜、芹菜、丝瓜、葫芦、冬瓜、藕、西瓜、荸荠等甘寒、甘平的食物，少食羊肉、狗肉、鳝鱼、韭菜、生姜、芫荽，禁烟酒。

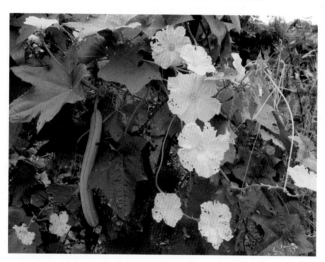

丝瓜

情志护理

1.清静养神，怡情畅志。由于重型肝炎是进展型的疾病，患者自觉症状越来越重，加之患者就诊多家医院对疾病预后有一定的认识，极易产生恐惧和悲观心理，情绪极不稳定，表现出敏感、孤独、多虑、自尊心强等心理，应用顺情解郁法，在不影响治疗的前提下，尽量满足患者合理的要求，顺从其意志和情绪，使其身心得以满足。

2.患者发怒时应通过移情、疏导、暗示等方法使其舒畅情绪以养心调神，最终达到气机调和。

3.告知患者可用呼吸或发声来自我疏泄，从而使气机调畅，气血流行，脏腑安和。

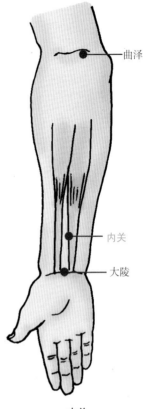

内关

（）健康指导

1.注意室内温湿度，切忌温度过高、过冷，嘱患者注意保暖。睡前根据患者的喜好，放音量适度的轻音乐，或用复方柴胡煎剂足浴，促进全身血液循环，解除疲劳，促进睡眠。

2.教会患者每日按摩手厥阴经、手少阴经、通里、内关等经络穴位，以养心宁神。

3.患者饮食应以七八分饱为度；郁怒发作时，食量应减少一半，以免气机受阻变生他症，加重病情。

三

气虚瘀黄型

（）临床表现

尿黄、身目俱黄，面色晦暗，乏力纳呆，舌质暗红，舌边齿痕，腹胀便溏，恶心呕吐，口干口苦，胁痛不适，朱砂掌，蜘蛛痣，或有胁下痞块。舌体胖大，苔白或白腻，或黄腻，或白滑等；脉弦，或弦滑，或弦涩。

症状（体征）护理

1.复方柴胡煎剂足浴，以促进睡眠，改善抑郁。

2."十一方"中药烫熨肝区、生物信息红外肝病治疗仪照射肝区，以消除肝区隐痛、胁肋部胀闷不适等症状，提高细胞活性，增强抗感染作用，提高机体免疫力。

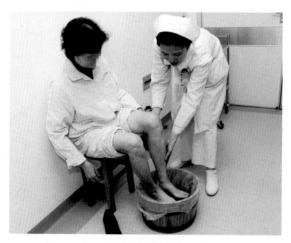

中药足浴

用药护理

宜临卧时或晚上11点至凌晨3点趁热服用，因此刻各个脏腑的血液都经过肝，肝脏的解毒作用也达到了最高峰；煎药宜先浸泡15分钟后再用文火浓煎。

饮食护理

1.患者应进富含维生素、易消化的清淡饮食，少量多餐，保证营养均衡摄入。

2.轻度腹水者给予足量蛋白质、维生素丰富的低盐饮食，每日摄入的盐量在2g左右；严重水肿时宜用低盐或无盐饮食并限制水的摄入，每日进水量限于500~1000mL。

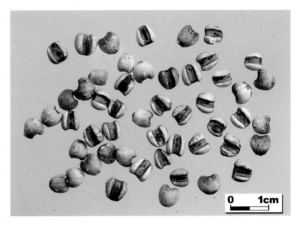

蕙米

多吃含钾高的食物，如南瓜、薏苡仁、香菇、黄豆、苹果、绿豆、黑豆、鱼、瘦肉，预防低血钾症；血氨偏高或有肝性脑病先兆者，应限制或禁食蛋白质，待病情好转后逐渐增加蛋白质的摄入量。

3.可适当食用黄豆、白扁豆、鸡肉、鹌鹑肉、泥鳅、香菇、大枣、桂圆、蜂蜜等具有益气健脾作用的食物，以及黑豆、海带、萝卜、金橘、柚、李子、山楂、玫瑰花、绿茶等具有活血散结、行气、疏肝解郁作用的食物。少食肥猪肉等滋腻之品及具有耗气作用的食物，如槟榔、空心菜、生萝卜等。

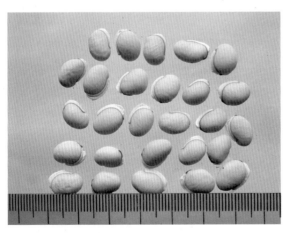

白扁豆

4.戒烟、酒，避免进食坚硬粗糙、辛辣刺激的食物。

情志护理

1.洞察患者苦忧，有的放矢，正面开导，做到动之以情，晓之以理，使患者在思想上有安全感，从而以乐观的态度和良好的精神状态战胜疾病，恢复健康。

2.患者多表现为情志抑郁，应针对性地使患者放松心情，愉悦情志，条件许可宜安排在人多的病房，相互开导，告知亲人多探视，多进行重型肝炎相关知识宣教，增进患者对治疗的依从性，从而提高疗效，促进患者早日康复。

健康指导

1.嘱患者多右侧卧睡，以利肝脏血液回流，减轻肝脏负担，减轻水肿。有腹水者宜取半卧位，增加肝脏血流量，有利于肝细胞的修复。

2.向患者及家属介绍肝脏疾病及并发症的有关知识，使其不滥用对肝脏有损害的药物，配合治疗与护理，遵医嘱用药；保持粪便通畅，防止便秘。

（四）

阳虚瘀黄型

临床表现

身目黄染、色黄晦暗，舌质淡胖或暗红，或舌边有齿痕，舌苔腻或滑、舌苔白或稍黄，脉沉迟，纳差腹胀，便溏或饮冷则泻，头身困重，口干不欲饮。

症状（体征）护理

1.遵医嘱予参附注射液足三里穴位注射，以补益阳气，提高机体免疫力，增强机体抗病能力。

2.配合医师针灸足三里、三阴交、关元、气海穴，留针15分钟，并艾条灸以清热利湿退黄，健脾胃以强壮身体。

3.艾灸关元穴、神阙穴、气海穴，隔盐灸，以补助阳气，提高机体抗病能力。

4.遵医嘱中药辨证进行穴位贴敷，以解除肝区不适、便秘、腹胀、纳差、乏力等症状。

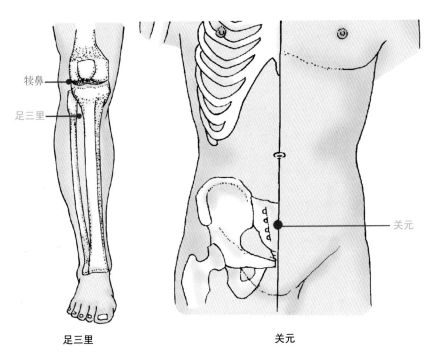

足三里　　　　　　　　　　　　　关元

用药护理

服药时间宜清晨温热服用，乘阳气升发之势而温阳，药引可用补中益气之大枣汤。

饮食护理

1.可适当食牛肉、羊肉、狗肉、鳝鱼、韭菜、生姜、蒜、芥末、葱、花椒、胡椒等甘温益气之品及黑豆、紫菜、萝卜、橙、柚、桃、李子、山楂、玫瑰花、绿茶等具有活血散结、行气、疏肝解郁作用的食物。

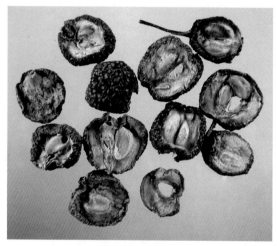

山楂

2.少食黄瓜、柿子、冬瓜、藕、莴苣、梨、西瓜、荸荠等生冷寒凉食物，少饮绿茶，少食肥猪肉等滋腻之品。

3.不能进食者予静脉输液补充营养，禁烟酒。

情志护理

1.患者容易出现抑郁、悲观等情绪，要理解和同情并给予关心，鼓励患者说出心中的感受，对患者所提的疑问耐心给予解答，设法防止和清除不良情绪的影响，使患者处于治疗中的最佳心理状态，以利于疾病的康复。

2.患者易产生各种各样的猜疑心理，顾虑重重，寝食不安。护士对患者的疑问应给予恰当的解释，不可搪塞回避，以免增加患者的怀疑而使气机不畅。

3.多方整合，提高气血功能。可配合艾灸、推拿、熏洗、药枕、浴面、浴足等中医特殊护理，从而使气机调达，气血调和，脏腑气血功能旺盛。

健康指导

1.患者失眠时可艾灸申脉、内关、神门、安眠穴，四穴互相配合，起到安神定志、利于睡眠的作用。

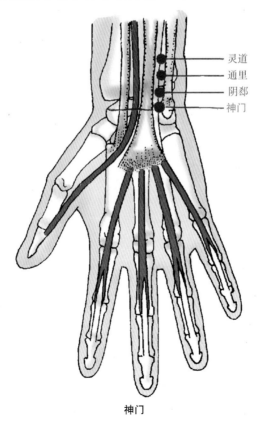

灵道

通里

阴郄

神门

神门

2.患者需在安静的环境下，选择柔和、较暗淡的光线，穿着宽松的衣服，在床上取半坐位或仰卧位，避免打扰，应指导患者多听舒缓音乐，阅读书、报纸、杂志，丰富患者的精神生活。

3.治疗期间做好饮食调理，进食有营养、富含维生素饮食，指导患者适当的锻炼，如栽种花草、书法、下棋等。

急黄并发症护理

感染

1.患者宜住单间，减少探视，病房每日用含氯消毒液拖地2次，每日早晚通风，循环紫外线消毒机消毒室内空气，每日2次。

2.每日测体温4次，体温若高于正常，常提示并发感染，应注意观察患者的症状，如是否咳嗽、咳痰。冬季注意保暖，重度疲乏者协助翻身、叩背，经常更换体位或采取半坐卧位，防止肺部感染。

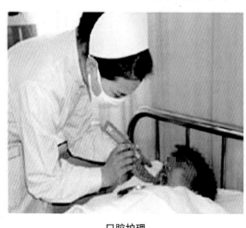

口腔护理

3.做好基础护理，防止口腔感染，昏迷患者应口腔护理，每日2次，并观察口腔黏膜是否完整，有无口腔溃疡或鹅口疮等，每次进食后漱口；防止胃肠道菌群失调。

4.鼓励患者每日增加进食次数，遵医嘱服用双歧三联活菌胶囊等调整肠道菌群的药物，注意饮食卫生，少量多餐，并保持大便通畅，应每天排软便1～2次，并给予腹部按摩：方法是以脐部为中心，顺时针方向环行按摩，尽量按到腹壁两侧结肠部位，但消化道出血及腹膜炎者禁用此法。

5.女性患者应做好会阴部护理，并注意经期卫生。

肝性脑病

1.提高护理人员的安全意识，及时发现肝性脑病先兆，帮助患者及家属了解病因及诱发因素，并加以避免。

2.规范病房设施及警示标识，发现和控制各种诱发因素，确保患者安全。

3.肝昏迷除了常规护理外，必要时应予特别护理。患者可取仰卧位，头偏向一侧，以保持呼吸道通畅，给予持续低流量吸氧，防止脑低氧。有躁动时，应专人护理，防止坠床；仔细观察并记录患者的意识状态，瞳孔大小，对光反射，角膜反射等；积极清除肠道内有毒物质，减少血氨的产生和吸收；观察用药反应，准确记录24小时出入量；加强皮肤护理，由于重症肝炎患者大多有皮肤干燥、瘙痒表现，应给予翻身、防压疮、按摩骨突受压部位等护理措施，保持床铺平整舒适。

4.保持大便通畅，防止便秘而使含氨、胺类和其他有毒物质的粪便与结肠黏膜接触时间延长，促进毒物的吸收。肝性脑病患者可用中医特色疗法——清洁灌肠+大黄煎剂中保留灌肠法，即灌肠前先用灌肠仪器或"简易灌肠器"（详见附录1），进行清洁灌肠，把肠内有毒物质及食物残渣排净，再灌入大黄煎剂，大黄煎剂中大黄性寒味苦，归脾、胃、大肠、肝经，效能攻积导滞，泻热凉血，清热解毒，活血去瘀，利胆退黄。临床证实，大黄煎剂治疗肝性脑病安全有效，用后可以迅速改善症状，抑制血氨、肠源性内毒素等毒素的产生，使肝细胞得以新生，肝功能恢复，并发症消失，生存率提高，是肝性脑病治疗过程中重要的辅助治疗方法。

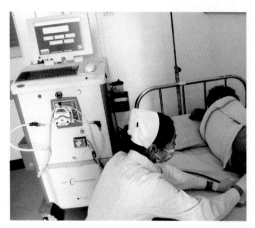

中药直肠透析

5.昏迷患者可鼻饲饮食，以保持机体足够的营养代谢；中药每日一剂，分两次给药，昏迷患者使用胃管鼻饲给药，并予大黄煎剂（醋制大黄30g、乌梅30g等组成）中药保留灌肠，如出现严重腹泻，则停止灌肠。

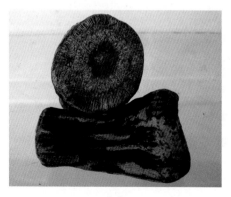

大黄

6.对于高氮质血症和高氨血症的患者，蛋白质的入量应加以限制，避免诱发肝昏迷。必要时配合医生行血浆置换术，迅速清除体内因肝功能异常而积蓄的代谢废物，缓解病情。

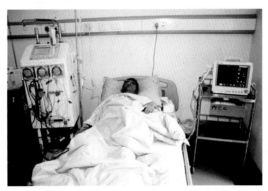

血浆置换术

7.躁动不安的患者，需制订《肝性脑病患者意外事件防范指引》，内容及流程包括：评估→发现问题→采取措施→再评估。评估对象包括：肝性脑病患者；所有诊断为重型肝炎、肝硬化失代偿期、肝癌等有明显肝功能损害，或有门—体静脉分流的患者。评估内容包括：①有无黄疸、腹胀、腹痛、水肿、出血等情况，尤其注意患者的意识、性格、行为，以及判断力、记忆力等改变，注意肝功能等临床指标的动态变化；②有无肝性脑病的高危因素，如上消化道出血、感染、电解质紊乱、酸碱平衡失调、便秘、大量排钾利尿、高蛋白饮食、大量放腹水等；③评估患者对本病的认识及依从性；④有无沟通障碍；⑤有无其他走失、跌倒等意外发生的因素，如：高龄、脑血管意外后遗症等；⑥评估患者的支持系统。防范措施包括提高护理人员的风险意识、业务能力，加强沟通宣教，规范病房设施布置和警示标识的使用等。全过程由责任组长及护士长随时指导，并每周进行1次质量控制（详见附录二"肝性脑病患者意外事件防范指引"），并在使用过程中根据患者个体情况及时修订及完善。

电解质紊乱和酸碱平衡失调

1.电解质紊乱。重症肝炎患者多有厌食、呕吐、腹泻表现，或腹水者使用利尿药，导致电解质失衡，酸碱平衡失调。要详细记录24小时出入量，指导患者正确调节饮食；发现异常及时汇报医师处理。

（1）低血钾。大量腹水使体内钾储备量降低，加之排尿后补钾不及时，要经常测量血钾或进行心电图检查。

（2）高血钾。当患者出现肝肾综合征时，尿量急剧减少或无尿，应考虑低血钾是否迅速转变为高血钾。

（3）低血钠。患者长期低钠饮食，长期大量利尿，钠排出过多，要注意血钠是否低下。

2.酸碱平衡紊乱。饮食过少，严重脱水，弥漫性血管内凝血均可导致代谢性酸中毒；剧烈呕吐、低血钾、过多使用利尿剂均可导致代谢性碱中毒。

消化道出血

1.密切观察大小便情况。

应密切观察大小便及其他排泄物，准确记录出入液体量，注意观察尿量的变化及尿的颜色和性质。患者尿量突然减少，常为合并肾功能衰竭的征象或休克先兆。大便稀，次数多，或有黏液、脓、血，可能有肠道感染；大便发黑，可能有消化道少量出血；大便呈柏油状多为上消化道出血。

2.出血的护理。

（1）有出血倾向时，除遵医嘱用止血药外，还要做好出血的处理，如鼻衄时，用0.1%盐酸麻黄素浸无菌棉球填塞，穿刺部位在拔针后加长按压时间，一般不少于5～10分钟，若为便血要注意其性质和量，呕血者要使患者头偏向一侧，保持呼吸道通畅，及时清理口腔避免发生窒息。

（2）大出血时应给患者取中凹卧位，以保证脑部供血。呕吐时头偏向一侧，防止窒息或误吸；必要时用负压吸引器清除气道内的分泌物、血液或呕吐物；保持呼吸道通畅，给予吸氧；立即建立有效静脉通道，配合医生迅速准确地实施输血、输液、各种止血治疗及用药等抢救措施，并观察治疗效果及不良反应。

（3）饮食应避免硬食及油炸的食品。可给予细软、无渣、无刺的软食或半流食，并嘱咐患者，进食时要细嚼慢咽；口服药片也应研碎服用，以避免损伤食道和胃底血管，造成大出血；食管、胃底静脉破裂出血急性期者应禁食，出血停止后给予高热量、高维生素饮食，限制蛋白质和钠摄入，以免诱发肝性脑病和加重腹水。

（4）观察出血的动态，以及有无发冷、口渴、晕厥等全身情况。

（5）注意口腔、肠道的清洁及预防压疮的产生。

肝肾综合征

1.肝肾综合征前期患者应防止消化道出血和继发感染，避免过度利尿或大量放腹水，禁用肾毒性药物，当发现尿色加深、少尿或无尿时，应密切观察血压和心率的变化，注意尿量，准确记录出入量，保持血容量的充足。

2.速尿和安体舒通在凌晨2时许服药比早上服有明显的优势。肝硬化腹水主要病机是肝郁脾虚、气滞血瘀、水停。而水液代谢又与肺、脾、肾三脏密切相关，凌晨4时、早上10时、下午6时分别是十二经气血流注肺、脾、肾三脏的时间，此时服药更能发挥药方中宣肺、健脾、温肾等药物的功效。同时服6天停2天，能使机体有一个调整、恢复的时间。

自发性细菌性腹膜炎

1.重型肝炎患者常伴有免疫功能低下，易发生腹腔感染，但临床表现隐匿，全身中毒症状轻，腹膜刺激症状不典型，且易被肝病症状所掩盖，应主动询问患者有无腹痛、腹泻及有无腹部压痛和反跳痛。

2.腹水患者因腹水中含有丰富的蛋白质、糖和电解质，是细菌理想的培养基，因此易导致腹腔感染，故应做好腹水的护理，定时测腹围、体重，根据腹水情况予低盐或无盐饮食，低盐饮食盐的摄入量<2g/d，无盐饮食盐的摄入量<0.5g/d，限制液体的入量，一般每日补液量可按前1天尿量再加500mL计算。配合医师行腹腔穿刺，严格执行无菌操作，重度腹水者采取半坐卧位。

3.感染严重的护理：肝硬化合并腹水感染的患者，多为急性发热，可出现高热和低热，此类患者应用抗生素早期、足量、联合治疗。一般用药2~3周后，多数患者体温恢复正常，腹水白细胞下降至正常后可停用以上药物，同时保持室内空气新鲜，皮肤清洁，及时更换患者潮湿的被服。给予口腔护理每天2次。

4.对应用利尿剂患者的护理：应用利尿剂治疗肝硬化腹水时，需护理观察：

①每周按时抽血，检测钾离子、钠离子、氯离子2次，如有低钾血症应立即补钾。

②准确记录24小时出入水量，每周测腹围，体重1次/周。

③注意肾功能变化，定期查尿素氮和尿常规。

5.纠正低蛋白血症的护理：一般肝硬化合并腹水感染患者，血中白蛋白含量都比较低，体内的蛋白大都漏出到腹水中，所以肝硬化患者可每天或隔日输入白蛋白10～20g，可提高血浆胶体渗透压，产生利尿作用。也可静脉输入冻干血浆或新鲜血浆。此类患者临床表现为身体极度虚弱，乏力，应给予患者日常生活的护理，按时更换体位，保持床铺清洁平整，预防褥疮发生，做好基础护理。

6.严密观察生命体征和病情变化：肝硬化合并腹水感染或诱发肝昏迷，应注意观察患者精神状态和语言行为，是否有扑翼样震颤等，同时注意体温、呼吸、血压的变化。发现异常及时报告医生，并配合进行抢救。

7.心理护理：患者心理负担重，情绪低落，悲观厌世。

护理措施：

①首先应消除患者的心理压力，在护理中多关心患者，帮助他们并取得他们的信任。

②帮助患者保持乐观积极的态度，配合治疗，树立战胜疾病的勇气和信心。每次做腹穿操作前，向患者讲解治疗措施的必要性和重要性，使其配合治疗及护理。

8.健康教育和出院指导。肝硬化合并自发性细菌性腹膜炎感染的患者病程长，疗效慢，做好患者的健康教育及出院指导非常重要：

①保持良好的心态。

②注意饮食的健康。

③定期门诊复诊。

④注意休息，增加营养，预防各种感染。

肝肺综合征

1.患者应卧床休息，有助于缓解和预防直立性呼吸困难，减少机体耗氧量和减轻低氧血症，增加肝脏的血液循环；患者卧床应经常变换体位，有助于改善肺局部的气体交换。

2.注意预防感染，病室应清洁卫生，定期消毒通风，限制陪床探视，定时监测患者的病情变化，发现有感染的症状和体征及时通知医师早期治疗。

3.重视饮食护理，给予高蛋白、高维生素、低钠易消化的饮食，避免进食粗糙食物，伴有腹水患者适当限钠等。

4.机械通气的观察与护理。

（1）对无创通气的患者，注意观察面色、精神状态、氧饱和度变化。

（2）注意使用无创呼吸机时充分湿化。

（3）给予患者及家属心理疏导，消除恐惧心理，告知患者及家属机械通气的重要性及必要性，鼓励患者树立信心积极配合治疗。机械通气的管道要严格消毒，做到专人专用，严防交叉感染。

（六）

出院指导

1.告知患者及家属饮食方面宜与忌。

2.用药方面的指导。

3.避免七情内伤，起居作息有时，生活规律有节。

4.不可过度劳倦，以漫步、吐纳呼吸、太极拳活动调节机体功能及调畅情志。

5.定期复查肝肾功能，教会家属观察患者有无焦虑、睡眠倒错、健忘、理解力减退、轻度精神异常表现，出现极度疲劳、黄疸、腹水等应立即就诊。

出院后指引

出院后患者可根据如下观察指标进行自我观察：

观察之一：食欲

当慢性肝炎患者出现病情波动时，食欲往往较早出现改变，如食量下降，厌食肉类和油腻食物，严重者一见到肉类食物或闻到食物的气味都会发生恶心、呕吐。

观察之二：体力

自我感觉体力下降，尤其是处于休息状态亦觉疲乏，甚至四肢软弱无力，不愿走动时，应警惕病情反复。

观察之三：体重

慢性肝炎患者体重如果明显增加又没有腹水，需注意合并脂肪肝的可能性；若短期内体重明显下降，全身消瘦，则需进一步检查明确是否发生了肝癌。

观察之四：小便

慢性活动性肝炎和肝硬化患者，在病情发作出现黄疸之前，通常先有明显的尿黄，应及时到医院留尿送检。

观察之五：腹部

患者若出现明显的上腹胀且见隆起，常是病情严重的表现。肝硬化患者出现腹水时也有腹胀，此时腹围增大，脐凹陷变浅（尿量也通常明显减少）。另一种腹部情况是在腹壁上（通常在脐的周围）看到弯曲的静脉，谓之"腹壁静脉曲张"，是肝硬化发展到相当程度的表现。

观察之六：皮肤

部分慢性肝炎患者面部出现色素沉着，皮肤失去润泽，胸前和颈部可见到毛细血管扩张或形状像蜘蛛的血管痣（蜘蛛痣），手掌可见大、小鱼际部位呈紫红色（肝掌）。这些通常是慢性活动性肝炎后期和肝硬化的特殊表现。

观察之七：眼睛

肝脏有病变常可在眼睛上反映出来。眼睛干涩是许多慢性肝炎患者的常见症状，但最严重的眼部表现是巩膜出现黄染，这通常是病情明显活动出现黄疸的征象。

观察之八：休息

慢性肝炎患者要根据医嘱与病情需要进行适当的休息。

适当的工作以不累为宜，过度劳累则加重肝脏负担，坚持早睡早起、午睡，以及按需漫步。

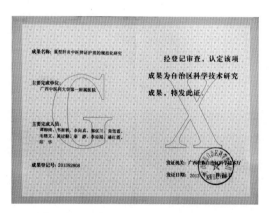

重型肝炎中医辨证护理的规范化研究成果证书

黄疸辨证施护

　　黄疸，因感受湿热病邪，阻滞肝胆，气机受阻，疏泄失常，胆汁外溢所致。以目黄、身黄、溲黄为主要临床表现。病位在肝、胆，涉及脾、胃。辨证分阳黄证、阴黄证、阴阳黄证。西医学的病毒性肝炎、肝硬化、肝癌、胆道疾病等出现黄疸者，可参照本病护理。

阳黄证

临床表现

　　患者病程较短，黄色鲜明如橘子色，小便短赤，或见口干发热，大便秘结。舌红，苔黄腻，脉弦数。

症状（体征）护理

　　1.患者若出现大便秘结或少，甚至烦躁、昼夜颠倒、神志改变等肝性脑病的症状，予大黄煎剂（由醋制大黄30g、乌梅30g组成）保留灌肠，以保持大便3～4次/天。使药物在肠内尽量保持2小时以上，1～2次/天，7天为1个疗程。

2.若出现恶心、纳少、呃逆等症状，可遵医嘱予维生素B$_6$注射液在患者的足三里穴进行穴位注射。

3.若患者突然出现昏愦不语、呼吸微弱、面色苍白、四肢厥冷、冷汗如珠、二便失禁、脉微欲绝之亡阳危候，可遵医嘱加用参附汤合回阳救逆汤口服，并可用参麦注射液静脉滴注。

用药护理

阳黄证中药汤剂宜温凉服。

饮食护理

1.限制蛋白质及脂肪类食物摄入，以糖和高热量、高维生素、易消化清淡饮食为主，禁烟酒。

2.用茯苓20g，赤小豆50g，薏苡仁100g共同煮粥进行食疗。

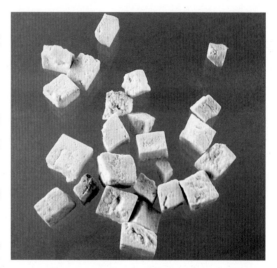

茯苓

3.可适量多食绿豆、丝瓜、葫芦、冬瓜、藕、西瓜、荸荠等，或白茅根、麦冬、生地、藕节等煮水服。

情志护理

医务人员除了常规治疗护理外，要多关心

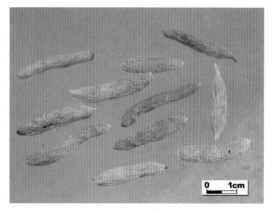

麦冬

体贴患者，经常与其谈心，进行安慰、疏导及健康指导。并介绍与该疾病相关的知识，帮助患者解决生活中的实际问题，消除思想顾虑。树立起治疗疾病的信心，主动配合治疗，提高依从性。

 健康指导

1.对急黄患者，急性期尽量要求卧床休息，中医学认为"卧则血归于肝"，所以卧床休息可以保证肝脏的血液供应，有利于肝脏的修复。

2.黄疸深的患者因胆汁淤积而引起皮肤瘙痒，沐浴时应避免水温过高，或使用有刺激性的皂类和沐浴液，可用苦参煎水外洗或用炉甘石洗剂涂擦。嘱患者不可搔抓，以防引起感染。

3.急黄患者多有纳差、恶心及呕吐等不适症状，纳差者可嘱患者自己用拇指指腹按压足三里或耳穴的胃、脾区。恶心及呕吐者可用拇指指腹按压内关、中脘或耳穴神门区，效果较好。

4.每日进行空气消毒和通风换气，防止交叉感染或继发感染。

<二>

阴黄证

临床表现

患者病程更长，黄色晦暗如烟熏，脘闷腹胀，畏寒神疲，口淡不渴，舌淡白，苔白腻，脉濡缓或沉迟。

症状（体征）护理

1.可予艾条灸足三里、三阴交、关元等穴位。

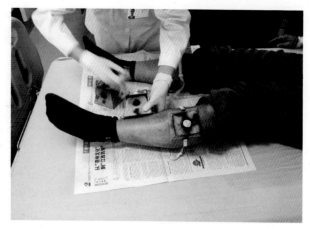

穴位艾灸法

2.密切观察黄疸部位、色泽、程度，观察神志、生命体征、二便以及有无呕吐、腹胀、腹水、皮下出血、呕血、神昏等。

3.密切注意肝功能、血氨及电解质等变化；患者少尿或黄疸急骤加深时，及时报告医师，并配合退黄、利水等处理。

4.备好急救用物，若患者突然出现昏愦不语，呼吸微弱，面色苍白、四肢厥冷，冷汗如珠，二便失禁，脉微欲绝之亡阴危候，可遵医嘱参附汤、回阳救逆汤口服，或参麦注射液静脉滴注，配合医师积极抢救。

用药护理

中药汤剂宜温热服，患者神昏不能口服时遵医嘱鼻饲给药或保留灌肠。

饮食护理

可食佛手、薏苡仁、赤小豆等健脾祛湿之品，食黄芪粥、大枣粥以健脾补气、养血安神。可适当用姜、葱、蒜、韭菜、胡椒等作调料以温阳。

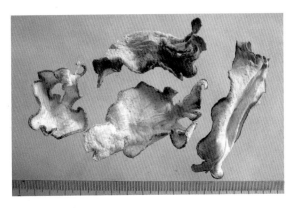

佛手

 情志护理

向患者或家属进行本疾病知识的宣教，解除忧虑，积极配合治疗。

 健康指导

1.为患者安排住向阳的病房，并注意保暖。

2.患者要保持心情舒畅，注意饮食清洁、有节，慎起居，适劳逸，防过劳。

3.禁止吸烟、饮酒，注意个人卫生，预防感染。保持大便通畅，定期门诊复查。

（三）

阴阳黄证

 临床表现

患者病程稍长，皮肤色黄晦暗；痞满食少；可有轻微的口干和

（或）口苦；舌淡或胖，或有齿痕；舌苔白或白腻，或淡黄腻；舌下脉络迂曲、紫暗；排除阳黄和阴黄的诊断。

症状（体征）护理

1.若患者出现大便秘结或少，甚或烦躁、昼夜颠倒、神志改变等症状，予大黄煎剂保留灌肠以促进排便，清除肠道湿热之毒。若患者出现高热神昏，配合口服安宫牛黄丸。

2.腹胀满重、恶心、呕吐、呃逆者，予维生素B$_6$注射液在足三里进行穴位注射，配合按压足三里、内关、中脘，或中药贴敷中脘、关元等穴位。

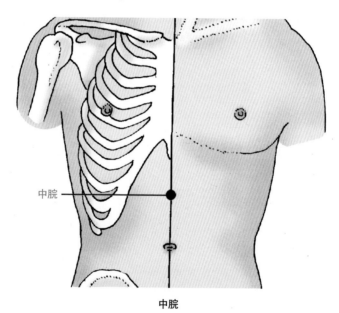

中脘

3.若体质偏虚，可予艾条灸足三里、三阴交、关元等穴位；若夜寐差，可予艾条灸内关、神阙等穴位；若伴有腹部胀大如鼓者，可予艾条灸神阙、气海、涌泉等穴位。

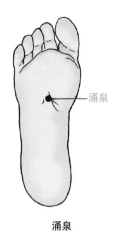

涌泉

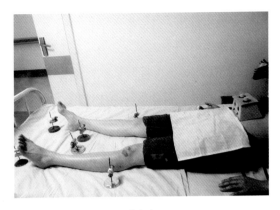

艾条灸

用药护理

1.中药汤剂宜温热服。

2.注意观察药物疗效及副作用，服清热解毒、利湿退黄的中药要注意有无腹痛、腹泻。

饮食护理

可食佛手、薏苡仁、赤小豆等健脾祛湿之品，食黄芪粥、大枣粥以健脾补气、养血安神。可适当用姜、葱、蒜、韭菜、胡椒等作调料以温阳。

情志护理

此病急重，预后不佳，患者极易出现恼怒、抑郁等，"怒伤肝"，应及时疏导

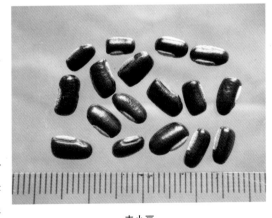

赤小豆

不良情绪，以利于疾病的康复。

 健康指导

1.疑是传染性疾病时，执行消化道隔离。

2."卧则血归于肝"，急性期宜卧床休息。稳定期慎起居，适劳逸，防过劳。可采用"养肝柔肝法"进行调护，肝属木，肾属水，木得水养则安，养肝之阴血以制肝阳，常用方如一贯煎、调肝汤等，以滋肾阴、补肝血，达到柔肝的目的。

3.注意饮食清洁、有节，禁烟酒，恢复期更忌暴饮暴食，以防重伤脾胃，使病情加重。

4.积极配合治疗，定期门诊复查。

四

黄疸并发症护理

1.并发血证者密切注意出血的部位、颜色、性质等，大出血时应禁食，注意防止窒息；出现吐血、鼻衄等，配合用冰水调服云南白药；口臭、齿衄、呕吐者，做好口腔护理。

2.密切观察患者精神、神经症状及行为、性格、判断力等变化，及时发现肝性脑病先兆。对使用利尿剂、进高蛋白饮食、有消化道大出血或放腹水的患者更应加强病情观察，防止上述原因诱发肝性脑病。加强安全防护。

3.注意观察体温、血象及各器官有无感染的表现，皮肤瘙痒者，保持皮肤清洁，宜温水洗浴，并用苦参煎水外洗或用炉甘石洗剂涂擦。嘱患者不可搔抓，以防引起感染。

肝癌辨证施护

肝癌是由于正气虚损，邪气乘袭，蕴结于脏腑，血行不畅，痰瘀毒结而形成的。病位在肝，分气滞血瘀型、湿热蕴毒型、肝肾阴虚型。现代医学中，指肝细胞或肝内胆管细胞发生的癌肿。

气滞血瘀型

🍃 临床表现

患者胁痛如锥刺，痛牵腰背，固定不移，入夜痛剧，纳差，恶心，脘腹胀闷，胁下痞硬，呃逆嗳气，或伴腹水，大便不实，乏力。舌苔淡白，质紫暗，舌边尤甚，呈紫斑状，脉弦涩。

🍃 症状（体征）护理

1.观察生命体征及面色、意识状态等情况，观察腹胀及腹痛情况。有腹水者观察腹围及尿量，每天记录1次，或遵医嘱执行。

2.腹部胀满伴有腹水，应采取半卧位，保持床单位平整，定时翻身拍背，用红花酒精局部涂擦，防止褥疮。

3.疼痛时，最佳卧位为仰卧位及左侧卧位，可用十一方药酒及中药外敷，或遵医嘱予以止痛药，注意观察止痛效果，同时并行心理疏导，如音乐疗法等。

🌿 用药护理

中药宜温服。胃纳不佳者，中药应浓煎，少量多次口服，以饭前或饭后1小时服用为宜。

🌿 饮食护理

晚期患者，食物以清淡稀软、易于消化为宜，以补充营养为重点。出现腹胀、腹水、黄疸，宜食冬瓜（带皮）、西瓜、山药等。有腹水患者，禁止食用腌制品，减少盐的摄入。有肝昏迷先兆和肝昏迷者，要暂时停止蛋白质的摄入，以糖为主。

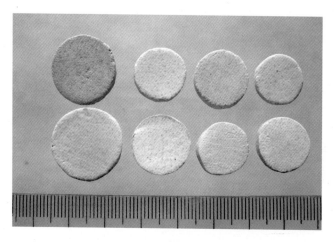

山药

🌿 情志护理

多与患者沟通，给予帮助、支持和鼓励。尤其气虚血瘀型患者更应畅达情志以利气血，以情志调理为主导，宽胸理气。

健康指导

1.向患者和家属介绍本病的有关知识和并发症的识别，以便随时发现病情变化，及时就诊。

2.指导患者保持乐观情绪，建立积极的生活方式，保持生活规律，注意劳逸结合，避免情绪剧烈波动和劳累，以减少肝糖原分解，减少乳酸和血氨的产生。

湿热蕴毒型

临床表现

患者两胁痞硬，刺痛不移，发热汗出，心烦易怒，口干口苦，身目黄染，恶心少食，便结溺赤。舌苔黄腻，舌质红而紫暗，脉弦数稍滑。

症状（体征）护理

1.病室宜保持凉爽、清静，室温可偏低。疼痛时，可用蟾蜍1只，取皮外敷局部，可起消肿散结止痛之功效。

2.观察生命体征及面色、意识状态等情况，观察腹胀及腹痛情况。有腹水者观察腹围及尿量，每天记录1次，或遵医嘱执行。

3.保持大便通畅，大便燥结时，可口服麻仁丸或蜂蜜水，禁用肥皂水灌肠。

用药护理

1.有出血倾向者，中药偏凉服。

2.癌性发热时，应用消炎止痛栓塞肛退热。

3.对有出血倾向的患者，应保持静脉通畅，必要时留置深静脉留置管。

🌿 饮食护理

1.早期患者多纳食不佳，甚至出现恶心等症状，饮食宜易消化食物，分多次进食，调节口味，可适当加食山楂及柠檬水等。

2.化疗常导致患者脾胃虚损，气血不足，出现恶心呕吐及骨髓抑制，应给予清炖甲鱼、山药、萝卜、莲藕、红枣等，以益气健脾，养血解毒。

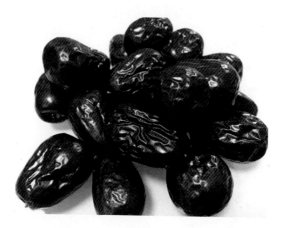

红枣

🌿 情志护理

肝主疏泄喜调达，怒伤肝，故肝癌患者要尽量保持心情舒畅，避免情志不适和劳欲过度，有利于患者的治疗及恢复。

🌿 健康指导

1.避免摄入高脂、高热量和刺激性食物，戒烟、酒，避免加重肝脏负担，减轻对肝脏的损害。

2.保持乐观情绪，避免不良刺激，告知情绪对疾病的影响，防止病情变化，指导控制情绪，有条件可参加社会性公益活动，增加精神支持，以提高机体抗癌能力。

肝肾阴虚型

临床表现

患者胁肋隐痛，低热盗汗，腰酸腿软，头晕目眩，形体羸瘦，或腹胀如鼓，青筋暴露，五心烦热，入夜尤甚，皮肤巩膜黄染，溲赤，或呕血便血。舌红少苔，脉细数无力。

症状（体征）护理

1.腹部胀满伴有腹水者，应采取半卧位，保持床单位平整，定时翻身拍背，用红花酒精局部涂擦，防止褥疮。

2.疼痛时，最佳卧位为仰卧位及左侧卧位，可用十一方药酒及中药外敷，或遵医嘱予以止痛药，注意观察止痛效果，同时并行心理疏导，如音乐疗法等。

用药护理

遵医嘱使用中药敷贴疗法，用于肝癌引起的肿痛症状，注意观察局部皮肤情况。

饮食护理

1.患者宜食清凉多津食品，如绿豆百合汤、梨汁等。

2.恶心、呕吐患者饭前应给予口腔护理，以促进其食欲。进食少者可遵医嘱给予静脉补液，必要时静脉补充白蛋白等。

 情志护理

鼓励患者树立与疾病做斗争的信念，有了坚定的信念，才能改变对病态的感觉、认识、情绪、态度、行为，从而减轻痛苦。

 健康指导

1.适当锻炼，根据自身体质加以选择，如气功、太极拳等。

2.注意饮食和饮水卫生。做好粮食保管，防霉去毒，改进饮用水质，减少与各种有害物质的接触，是预防肿瘤的关键。

3.宣传和普及肝癌的预防知识，积极治疗病毒性肝炎及肝硬化，注意定期复查、随访。

四

肝癌并发症护理

1.大出血患者，应绝对卧床休息；大量呕血者，取头低脚高位，头偏一侧，及时清除鼻腔、口腔呕吐物，保持呼吸道通畅，防止窒息。

2.注意观察有无肝昏迷先兆，主要以意识变化为主要临床表现，此时应停止蛋白质的摄入，供给以热量为主的食物。做好生活护理，如口腔护理每日2次，可采用康复新等中药制剂作为口腔护理液。

3.注意观察患者疼痛的部位、性质、程度、持续时间及伴随症状，及时发现和处理异常情况。

4.肝区疼痛时给予舒适的体位，轻度疼痛者给予止痛药口服，疼痛剧烈者，在排除肝损伤性出血、继发性腹膜炎、胆瘘、肠瘘等急腹症的情况下，遵医嘱肌内注射吗啡注射液。注意观察镇痛药物效果及可能出现的不良反应。

5.观察有无继发感染。患者因长期消耗及放射、化学治疗，导致白细胞减少、抵抗力低下，易发生继发感染如肺炎、败血症、肠道感染等。

血证辨证施护

血证多因脾胃虚弱，饮食不节（饮酒过多，过食辛辣）及劳倦过度，脏络受伤所致。病位在脾、胃及肝。消化性溃疡出血、慢性胃炎出血、食管胃底静脉曲张破裂出血等可参照本病护理。

呕　血

因脉络受伤，血溢脉外所致。以血液不循常道，上溢于口鼻诸窍，下出于二阴或渗出肌肤为主要临床表现，分胃热壅盛型、气虚血溢型、肝火犯胃型。

胃热壅盛型

临床表现

患者胃脘灼痛，脘腹胀闷，吐血色红或紫黯，常夹有食物残渣，口臭，便秘或大便色黑，舌红，苔黄腻，脉滑数。若患者口苦胁痛，则心烦易怒，寐少梦多，舌红绛，脉弦数。

症状（体征）护理

1.呕血出现头昏、心悸、乏力者，遵医嘱建立静脉通道，输液开始时宜快，迅速补充血容量。观察呕吐物及大便的颜色、性质、量的变化。观察胃痛的部位、性质、程度。

2.吐血时头偏向一侧，及时清除口腔里的血液、血块，保持呼吸道通畅，准确记录呕血量、颜色、性质。保持口腔清洁、舒适，呕血后用温水漱口。

3.出现大出血的征象，如患者出现烦躁、面色苍白、大汗淋漓、血压下降、脉细数、四肢厥冷等应及时报告医生，注意观察生命体征的变化，必要时进行交叉配血及测中心静脉压来调整输液量和速度，并做好抢救配合。

4.若大量出血伴面色苍白、肢冷脉微，为气随血脱之象，遵医嘱服用独参汤以益气固脱。

5.脾胃虚寒者应注意保暖与休息，尤须注意腹部保暖，出血停止后遵医嘱艾灸中脘、足三里、三阴交、关元等穴。

用药护理

1.出血停止后2～3天，中药汤剂宜空腹冷服。

2.选用云南白药胶囊或三七粉3g冲服，或大黄粉3～6g冲服；若大量出血伴面色苍白、肢冷脉微，为气随血脱之象，服用独参汤以益气固脱。

饮食护理

大量吐血患者应禁食，出血停止后逐渐进流食或半流食，限制钠和蛋白质摄入，避免粗糙、坚硬、刺激性食物，且应细嚼慢咽，防止损伤曲张静脉而再次出血，可饮用绿豆百合汤（以绿豆30g、百合20g，水煎）。

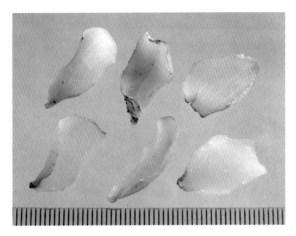

百合

情志护理

医务人员要镇静稳妥地进行抢救，及时清除血迹，以免让患者看到，造成不良刺激。同时也要详细地向患者解释出血的原因，告知患者出血只是暂时的，经过治疗是可以纠正的，使患者减轻紧张与恐惧心理，努力取得患者和家属的信任和配合。

健康指导

1.睡前做头部按摩，温水泡脚、足底按摩以助入睡。

2.保持口腔清洁、舒适。呕血或呕吐后用温水漱口，出血止后，饭前饭后漱口，晨起睡前刷牙。

3.保持大便通畅，便秘者多食蔬菜、水果或蜂蜜。

气虚血溢型

临床表现

患者吐血绵绵不止，时轻时重，血色黯淡，神疲乏力，心悸气短，面色苍白，舌淡，脉细微。

症状（体征）护理

1.加强病情观察，准确记录呕血量，大便颜色、性质和量的变化。

2.观察心悸、气短的情况，必要时按医嘱给予低流量吸氧。

用药护理

遵医嘱选用云南白药或白及粉服用，中药汤剂宜饭前温服。出血量多或见脱象者，即服独参汤。

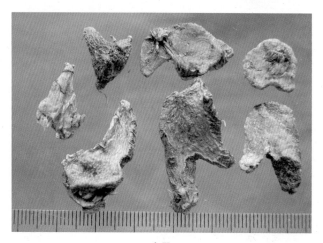

白及

饮食护理

1.注意饮食卫生和饮食的规律，进营养丰富、易消化的食物，避免过饥或暴食暴饮。

2.出血较多者禁食，较少者予流质饮食，忌生冷及硬食。平时可选用山药莲子粥（以山药30g、莲子30g，水煎取药汁，另水煮粳米60g，待粥将熟时加入药汁，煮熟食用），或用新鲜蚕豆花捣汁饮下，能健脾和胃，补血止血。

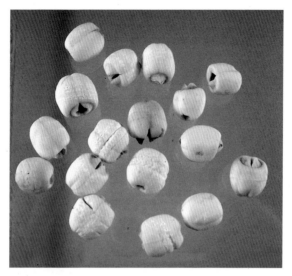

莲子

情志护理

指导患者保持乐观情绪，保证身心休息，避免长期精神紧张，过度劳累。

健康指导

1.室温宜暖，注意保暖和卧床休息，生活用物摆放位置以患者取用方便为宜。病情稳定无呕血后可适当下床活动，避免过劳。

2.保持口腔清洁，呕血后用清水漱口。

肝火犯胃型

临床表现

患者呕血多见暴吐如涌，烦躁易怒；口干口苦，舌红苔黄，脉弦或数。

症状（体征）护理

1.呕血暴吐如涌者应绝对卧床休息，必要时采用三腔二囊管压迫止血。

2.加强病情观察，准确记录呕血量。

3.若大量出血伴面色苍白、肢冷脉微为气随血脱之象，遵医嘱服用独参汤以益气固脱。

用药护理

中药汤剂宜空腹凉服。服药后保持心情舒畅、平稳，防止大郁大怒等刺激诱发呕血。

饮食护理

1.大量出血应禁食，出血停止后逐渐进食流质或半流质饮食，可饮用绿豆百合汤（以绿豆30g、百合20g，水煎）。

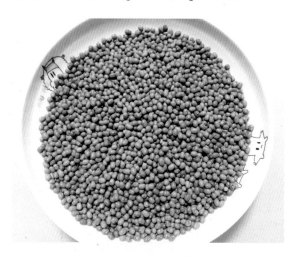

绿豆

2.给予口腔护理，保持口腔清洁。

情志护理

1.向患者讲解情志与疾病的关系，保持良好的心情，避免紧张。

2.关心、安慰患者，保持病房的安静整洁，以利患者的休息。

健康指导

1.按医嘱定时定量服药。

2.适当参加体育活动，肝硬化出血特别在肝病活动期者，以休息为主。

3.注意生活起居有规律，劳逸结合，保持乐观情绪，保证身心休息。并戒烟戒酒，避免长期精神紧张，过度劳累。

4.积极治疗原发病，如肝硬化和胃、十二指肠溃疡等。

5.反复发作的中年以上患者，应每半年检查一次，以防癌变。

便　血

因脉络受伤，血溢脉外所致。以血液不循常道，上溢于口鼻诸窍，下出于二阴或渗出肌肤为主要临床表现，分肠道湿热型，脾胃虚寒型。西医的肝硬化消化道出血可参照本病护理。

肠道湿热型

临床表现

便血鲜红，大便不畅或稀溏，或有腹痛、口苦，苔黄腻，脉濡数。

症状（体征）护理

1.便血出现头昏、心悸、乏力者，遵医嘱建立静脉通道，输液开始时宜快，迅速补充血容量。观察呕吐物及大便的颜色、性质、量的变化。

2.腹痛者应注意观察腹痛的部位、性质、时间、程度。

3.休息与体位：保持病室安静、整洁、舒适，以利于患者休息，协助患者生活护理。大量出血的患者应绝对卧床休息，取头低脚高位，使脑部血流量增加，或取平卧位。

用药护理

中药汤剂宜空腹凉服。

饮食护理

给予清热、凉血、止血之品。可用绿豆30～60g，水煎饮用，亦可进食黄瓜、冬瓜、白萝卜、菠菜等；口渴可用生地、地榆、侧柏叶各10g煎水代茶饮用；忌烟酒及过滋过腻之品，以免助生湿热。

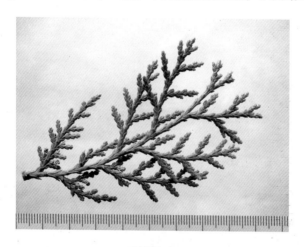

鲜侧柏叶

情志护理

要消除患者及家属极度恐惧不安的情绪，医务人员一定要沉着冷静、动作敏捷地实施相应抢救与护理，用精湛的护理技术给患者树立起战胜疾病的信念，给患者及家属解释病情、各项检查、治疗措施，听取并解答患者及家属的提问，以减轻他们的疑虑。

健康指导

1.保持口腔清洁、舒适，晨起及睡前刷牙。

2.病室宜通风、凉爽、安静。

3.保持大便通畅，养成定时排便的习惯。大便稀溏者，便后用温水冲洗，软纸拭干，保持会阴部清洁。

脾胃虚寒型

临床表现

患者便血紫黯或如柏油，腹部隐痛，喜热饮，面色不华，神疲懒言，便溏，舌淡，脉细。

症状（体征）护理

1.注意观察大便的色、质、量的变化及腹痛的部位、性质、持续时间。

2.遵医嘱针灸中脘、足三里、三阴交、大敦等穴。

3.注意保暖与休息，尤须注意腹部保暖，出血停止后遵医嘱艾灸中脘、足三里、三阴交、关元等穴。

用药护理

中药汤剂宜饭前温服。

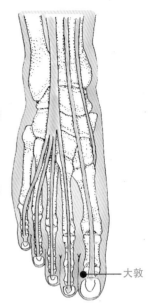

大敦

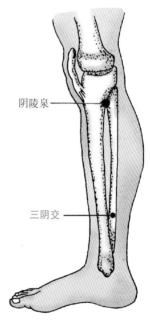

三阴交

饮食护理

饮食宜温热，忌生冷，宜食健脾暖胃之品，如怀山药、扁豆、红枣及粳米大枣粥和豆蔻粥等。

情志护理

向患者及家属讲解本病相关的医学知识，保持情绪稳定，避免恐惧、紧张，并告知治疗护理过程的注意事项等。

健康指导

1.室温宜暖，注意保暖和休息，尤须注意腹部保暖。

2.应在医生的指导下用药，不能自用处方，慎重服用某些药物，以免诱发出血。

3.正确对待疾病，合理安排生活，教会患者及家属识别早期出血征象和应急措施，如出现呕血或黑便时，需卧床休息，暂禁食并及时就诊。

血证并发症护理

1.出现血脱时，密切观察患者的出血情况及生命体征的变化，遵医嘱给予心电监护，准备好抢救的药品及物品。

2.出现心悸、气短的情况，遵医嘱给予吸氧。

3.注意肝性脑病早期症状的观察，如出现性格改变、情绪反常或行为错乱等表现，遵医嘱及时使用抗肝性脑病药物；加强安全防护，去除病房内一切不安全因素，保持大便通畅，必要时灌肠通便。

肝着辨证施护

肝着是由于起居饮食不慎，外感疫毒，伤及肝脾，疏泄、健运功能失职，气血失和所致。病位在肝、胆，涉及脾、胃，分湿热蕴结证、肝郁气滞证、肝郁脾虚证、肝肾阴虚证、脾肾阳虚证、瘀血阻络证。西医学慢性乙型肝炎和慢性丙型肝炎可参照本病护理。

湿热蕴结证

临床表现

患者右胁胀痛、口干苦或口臭，脘闷，或纳呆，或腹胀，恶心或呕吐，大便秘结或黏滞不畅，舌苔黄腻，脉弦滑或弦数。

症状（体征）护理

1.伴有恶心呕吐、纳少、寐差、胃脘不适等症状者，选用维生素B_6注射液在足三里穴位进行注射；或在足三里、三阴交等穴位进行艾灸疗法；无禁忌证的患者，配合肝病治疗仪照射，以疏通经络，疏肝健脾，活血化瘀。

2.伴大便不通或干结者，予配合中药保留灌肠。

用药护理

1.遵医嘱用药，以清热利湿为主，告知患者不能擅自停药或滥用药。

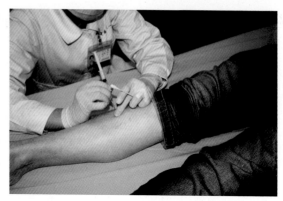

穴位注射

2.中药宜饭后温服，注意观察药物疗效及副作用。

3.使用抗病毒药要注意观察体温变化。

4.服清热解毒的中药时要注意有无腹痛、腹泻现象。

饮食护理

1.饮食宜清淡为主，宜进低脂、易消化、富含维生素饮食，如新鲜蔬菜、瓜果，可制成冬瓜汤、西瓜汁等；适当增加蛋白质。

2.忌食肥甘厚味以免脾失健运及助湿增热。可选取芹菜、荠菜、海带、山楂等进行食疗。

情志护理

1.本病治疗疗程长，应向患者介绍与该疾病相关的知识，消除患者对本病的恐

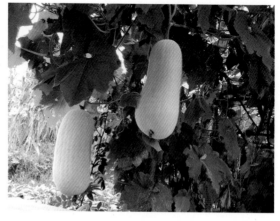

冬瓜

惧心理，树立起治疗疾病的信心，主动配合治疗，提高依从性。

2.怒伤肝，注意保持情绪稳定，指导患者生活要有规律，处事待人要胸怀宽广、冷静。

健康指导

1.注意劳逸结合，嘱患者每天保证8小时的睡眠，卧床时以右侧卧位为佳。

2.传染期的患者要对其家人、同事进行消化道隔离。

3.坚持治疗，遵医嘱门诊复查。

肝郁气滞证

临床表现

患者两胁胀痛，善太息，得嗳气稍舒，胸闷，腹胀，情志易激怒，嗳气，乳房胀痛或结块，舌质淡红，苔薄白或薄黄，脉弦。

症状（体征）护理

观察患者有无乏力、肝区不适、纳差、恶心欲呕、厌油腻、身黄、目黄、尿黄、寐差等症状，注意监测肝功能、乙肝五项、乙肝DNA、丙肝RNA变化。

用药护理

以疏肝理气为主。

饮食护理

肝郁气滞证者宜常食解郁通络之品，如瓜蒌、丝瓜等。

与患者讲解有关本病的传播途径和预防方法，告知患者本病主要是通过血液传播，日常生活接触不会被传染，解除患者在日常交际上的顾虑。

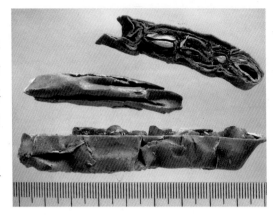

瓜蒌

健康指导

合理休息。根据子午流注理论，丑时（1~3时）肝经最旺，《黄帝内经》讲"人卧则血归于肝"，"肝藏血"，肝养血、生血的最佳时间是21点到凌晨3点，如果丑时不睡会造成血不养肝，易致血亏生肝病。晚上11点后，胆经开、阳气动，人容易精神而睡不着，且极易耗散肝胆之气，引动外邪侵入体内。因此最好在21点、最晚不要超过晚上22点半睡觉。

肝郁脾虚证

临床表现

胁肋胀痛或窜痛，急躁易怒，喜太息，纳差或食后胃脘胀满，乳房胀痛或结块，嗳气，口淡乏味，便溏，舌质淡红，苔薄白或薄黄，脉弦。

症状（体征）护理

伴肝区隐痛者，配合中药烫疗肝区。

用药护理

用药以疏肝健脾为主，中药液宜温服。

饮食护理

1.宜进食健脾温阳利湿之品，如山药、薏苡仁、赤小豆、鲤鱼、鲫鱼等。

2.忌暴饮暴食，忌烟、酒，忌乱吃补药。

情志护理

开导患者正确对待疾病，克服心理障碍，建立乐观的生活态度。

健康指导

患者要劳逸结合，避免过劳。避免去人口密集的活动场所，同时注意及时接种有效预防病毒、细菌感染的疫苗，如甲肝和流感疫苗等。

（四）

肝肾阴虚证

临床表现

患者腰痛或腰酸腿软，胁肋隐痛，眼干涩，五心烦热或低热，耳聋，头晕、眼花，口干咽燥，劳累加重，小便短赤，大便干结，舌红少苔，脉细或脉细数。

症状（体征）护理

临睡前遵医嘱中药足浴，发热者可用复方柴胡煎剂足浴。

用药护理

以肝肾阴虚证为主，中药宜饭前温服。

饮食护理

多进食新鲜蔬菜和水果，禁烟、酒，避免进食生、冷、硬、粗糙、辛辣等刺激性强的食物，宜少食多餐，可适量进食富含维生素、优质蛋白和脂肪的食物。

情志护理

注意患者的情志活动特点，运用中医七情相互转变、相互制约的理论，采取以情胜情的护理措施，以达到精神内守、病情转安的目的。

健康指导

1.需在医生的指导下，适当应用药物治疗，尤其抗病毒药物必须在专科医师的指导下使用，禁止自行停药及换药。

2.鼓励患者进行适宜的户外活动和文娱活动，如散步、打球、打太极拳、打扑克、搓麻将、下棋等，使患者尽量忘却病痛。

⬥五⬥

脾肾阳虚证

临床表现

患者食少便溏或五更泻，腰痛或腰酸腿软，或阳痿早泄，或耳鸣耳聋等，形寒肢冷，小便清长或夜尿频数，舌质淡胖、苔润，脉沉细或迟。

症状（体征）护理

腰痛或腰酸腿软者，予舒适体位，可遵医嘱艾灸肾俞穴。

用药护理

以温补脾肾为主，中药宜在两餐之间服用，以减少食物及其他药物对中药的影响，一般宜温服。

饮食护理

忌食生冷寒凉之食物。

情志护理

改善患者情绪，解除顾虑和烦恼，从而稳定情绪，增强患者战胜疾病的信心。

健康指导

1.注意休息，忌过度疲劳，保证足够睡眠时间，适当锻炼，保持积极的心态。禁烟酒。

2.根据病证的轻重及情志活动合理安排病房。

（六）

瘀血阻络证

临床表现

胁痛如刺，痛处不移，朱砂掌，或蜘蛛痣色暗，或毛细血管扩张，胁下积块，胁肋久痛，面色晦暗，舌质紫暗，或有瘀斑瘀点，脉沉。

症状（体征）护理

由于社会因素和文化背景的负面影响，大多数患者有抑郁或焦虑症状，无需药物治疗者，重点需要情志护理，使其摆脱心理障碍，及早康复。

用药护理

以活血通络为主，中药液以温服为宜。

饮食护理

用藕汁、梨汁适量服用；鲜生地30～60克，水煎取药汁，另水煮粳米，待粥将熟时加入药汁，煮熟后食用。

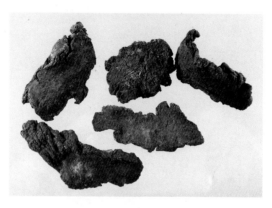

生地黄

情志护理

耐心进行本病知识宣教，使患者正确了解自己的病情以及本病与情志的关系，建立战胜疾病的信心，解除不良的心理状态。

健康指导

1.定期（3～6月）复查肝功能、肝纤四项、HBV-DNA、肝脏B超及肿瘤标志物等，及时了解病情变化。需终生随访。

2.讲究个人及集体卫生，不用未经检验的血制品，不公用牙刷、剃须刀、擦澡巾、医疗用品等，平时避免沾上伤者的血液。

3.应用乙型肝炎疫苗预防及切断传播途径。

4.可气功调养身体，如练静功和内养功，以及太极拳等运动，亦利于痊愈后的保健。

肝着并发症护理

1.使用干扰素患者注意观察体温变化，发热时鼓励多饮水，退热出汗及时擦汗更衣，以防感冒。

2.胃肠道反应严重者，遵医嘱给予补液。避免使用对肝脏有损害的药物。

3.定期做肝功能复查。慢性乙肝患者，每隔3～6个月应查1次肝功能。出现明显症状时则应及时检查。抗病毒治疗者每月查1次肝功，每3个月查1次肝炎标志物与HBV-DNA；同时还要复查谷丙转氨酶，谷草转氨酶，血中Ⅳ、Ⅲ型胶原，层粘连蛋白、血清透明质酸酶及甲胎蛋白等标志物。

肝癖辨证施护

肝癖又名肝痞，是因肝失疏泄，脾失健运，痰浊淤积于肝而引起的一种病症。病位主要涉及肝脾，病久及肾。分肝郁脾虚、痰湿阻滞证，痰阻血瘀、湿郁化热证，湿郁血瘀、肝阴不足证等证型。相当于西医学的脂肪性肝病。

肝郁脾虚、痰湿阻滞证

🌿 **临床表现**

胁肋胀痛，头身困重，乏力，胸脘痞闷，食欲不振，口黏不渴，便溏不爽，舌苔白腻，脉弦滑。

🌿 **症状（体征）护理**

遵医嘱选双侧丰隆、阳陵泉交替穴位注射，虚证选双侧三阴交、足三里，复方丹参注射液2mL，交替穴位注射。

🌿 **用药护理**

积极治疗原发疾病。应根据医嘱选用适宜的降血脂药物，尽量使用不良反应少的药，如中药丹参、川芎、决明子、山楂、泽泻等。

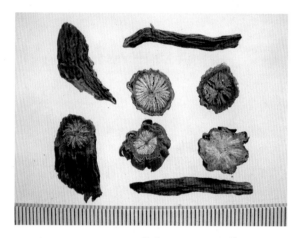

丹参

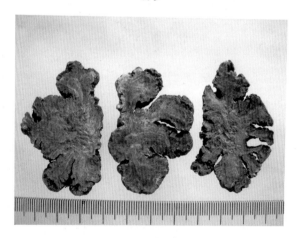

川芎

🍃 饮食护理

1.可适当多食党参扁豆粥、茯苓橘红粥；动则气短、汗多者，加黄芪、怀山药同煮。

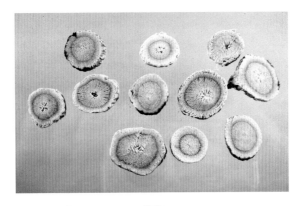

黄芪

2.予高蛋白、高维生素、低糖、低脂肪饮食。

 情志护理

患者要保持乐观情绪。告知患者只有极少数类型的脂肪肝可导致严重的肝脏损害，绝大多数的脂肪肝患者预后是良好的。

 健康指导

肥胖者应控制体重，适当减肥；酗酒者要及时戒酒；药物导致的脂肪肝要停止使用相关的药物。

◇二◇

痰阻血瘀、湿郁化热证

 临床表现

胁肋胀痛，纳呆恶心，口干口苦，厌食油腻，腹胀，舌苔黄腻，脉弦滑。

症状（体征）护理

1.可用调脂茶：丹参、决明子、生山楂按3：2：1进行配伍，沸水冲泡10分钟后，频服，以代茶饮。

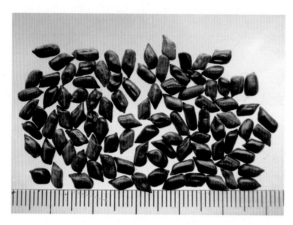

决明子

2.可应用中频脉冲生物信息反馈仪进行治疗，其原理是利用生物信息反馈仪发出与人体心率同步的红外线，在肝脏体表投影区，

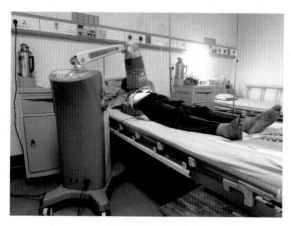

生物信息反馈治疗

即右胁——足厥阴肝经、足少阳胆经循行之所，进行照射，激发脏腑经络气机，有效改善肝脏微循环。

用药护理

药物以护肝去脂药和中医中药为主，服药过程中注意观察患者有无胃部不适、轻度腹泻、腹痛等症状。

饮食护理

1.可食山楂桃仁粥、西洋参田七瘦肉汤。

2.纠正不良饮食习惯，如用餐时间不规律、喜好零食、夜间进食等。

情志护理

对患者要仔细解释，耐心说服，讲清楚脂肪肝的病因、转归及预后，树立对脂肪肝的科学态度，克服侥幸心理，消除抑郁、焦虑的心理，保持心态平衡，提高治疗的依从性。

健康指导

1.加强运动，以有氧运动为主，运动量应循序渐进，因人而异地增加运动量，控制体重。

2.根据脂肪肝患者的中医辨证分型以及"春生、夏长、秋收、冬藏"的四季阴阳更迭变化特点，制定脂肪肝患者的辨证施膳指导方案，寓治于食，提高脂肪肝患者的临床疗效。

（1）春季食疗可选择陈皮麦芽决明子茶、麦麸山楂糕等。

（2）夏季食疗可选择理气消滞茶、茵陈苍术茶等。

（3）秋季食疗可选择山楂降脂茶、陈皮枸杞粟米粥等。

（4）冬季食疗可选用木耳大枣羹、人参黄精扁豆粥等。

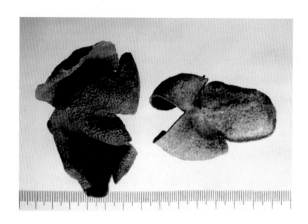

陈皮

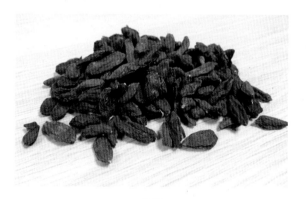

枸杞

（三）

湿郁血瘀、肝阴不足证

临床表现

肝区不适，胁肋隐痛，口干咽燥，心中烦热，两目干涩，头晕目眩，舌质紫暗有瘀斑瘀点，舌苔腻，脉弦细数。

症状（体征）护理

遵医嘱将羊肠线埋入穴位，选用9号注射针针头作套管，28号2寸长的毫针剪去针尖作针芯，00号羊肠线。埋线多选肌肉比较丰满部位的穴位，以背腰部及下肢穴位最常用。但取穴要精简，每次埋线1~3穴，可双侧取穴，可间隔15~20天治疗1次。

用药护理

不能随意用保健品替代药品，否则用药不当会加重肝脏的损害。

饮食护理

1.饮食有节，食用低脂肪、高蛋白、低糖、低热量和富含纤维的食品，并补充足够的维生素B_1、维生素B_2、维生素B_6以及叶酸、锌、胆碱、氨氨酸。忌食肥甘厚味，戒烟酒。

2.多吃一些豆制品，因豆制品中蛋白质含量高而脂肪含量低；不宜多吃水果，尤其是含糖量高的水果，以免长期过多进食导致血糖、血脂升高，甚至诱发肥胖。

情志护理

告知患者要对脂肪肝高度重视，不要认为脂肪肝无症状，只是有些倦怠、疲劳等不舒服感就不予理会。

健康指导

1.注意锻炼身体，控制体重。运动治疗以低强度、长时间的有氧运动为主，如慢跑、中快速度步行（115~125步/分钟）等，持之以恒，以运动后疲劳感在10~20分钟内消失为宜。还可进行八段锦、太极拳等锻炼。

2.根据每个患者的年龄、性别、病情、生活方式和习惯，以全身耐力为基础，制定个体化的运动处方（八段锦、太极拳等），让患者在合理的运动强度内循序渐进，并持之以恒，达到治疗的目的。

肝癖并发症护理

少部分脂肪肝患者会引起肝硬化、肝癌和肝功能衰竭等严重肝病，且脂肪肝还与高脂血症、高血压、糖尿病、肥胖等紧密相关。故脂肪肝并发症可参照相应的疾病进行护理。

肝痈辨证施护

肝痈，是脓疡生于肝脏的疾病，属内痈的一种，临床以右胁肋部作痛、手不可按、发热、寒战等为主要表现。病位在肝，涉及胆、脾。证型分肝胆湿热证、热毒瘀肝证、气阴亏虚证、正虚邪恋证。本病相当于西医学的肝脓肿、肝囊肿。

肝胆湿热证

 临床表现

患者急起发热，右胁胀痛，右胁下肿块，身目黄染，口渴口苦，恶心欲呕，大便秘结，小便短黄，舌红，苔黄腻，脉弦数。

症状（体征）护理

1.发病后切勿在肝脓肿部位进行针灸及火熏疗法，以免引起不良后果。

2.抗生素配制要保证无菌、新鲜，时间不超过1小时，用药过程中要保证及时、准确、严格按医嘱时间给药，输注过程中要匀速输入，同时要注意抗生素的不良反应，监测血象变化，防止二重感染或霉菌感染等。

用药护理

遵医嘱用中药泡水频服。

饮食护理

1.鼓励患者多饮水，约1500mL/d，可用菊花、金银花泡水代茶饮，以清热解毒。

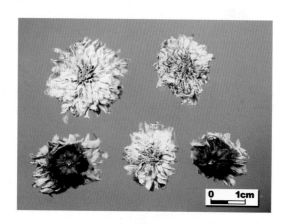

菊花

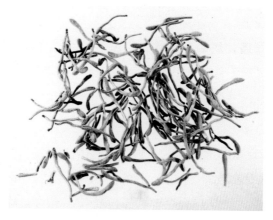

金银花

2.给予高蛋白、高碳水化合物、低脂肪而易消化的流质或半流质饮食，切忌肥甘辛辣滋腻之品。

3.用清热利湿之品食疗，如黄花菜瘦肉汤，多食绿豆、丝瓜、葫芦、冬瓜、藕、西瓜、荸荠等。

情志护理

巡视病房，多与患者谈心，介绍相同疾病病例，让患者树立战胜疾病的信心，消除患者的恐惧感，从而积极配合治疗。

健康指导

1.提高相关的健康知识，提高患者防病治病能力。

2.注意饮食卫生及劳逸结合，增强器抵抗能力，恢复期间要加强营养，定期复查。

热毒瘀肝证

临床表现

右胁肋胀痛，局部微肿起，或皮色微红，压痛，恶寒发热或寒热往来，呼吸不利，口苦咽干，头晕目眩，舌质红，苔薄黄，脉弦数。

症状（体征）护理

1.高热时应鼓励患者喝水，并及时予以物理降温。

2.注意口腔护理，出汗多者应及时更换被单、衣服，避免受凉。

3.需要腹腔引流的患者予半坐卧位，以利于引流和呼吸。妥善固定引流管，保持引流管通畅，每天用生理盐水多次冲洗脓腔，观察和记录脓腔引流液的色、质和量，严格遵守无菌操作原则，每天更换引流袋，同时要保持大便通畅，避免腹压增高。

🍃 用药护理

全身应用抗生素同时加用中药治疗。遵医嘱急性期拟用清肝泻热、解毒排脓方药，汤剂宜凉温服。

🍃 饮食护理

患者可食佛手、薏苡仁、赤小豆等健脾祛湿之品。

🍃 情志护理

要稳定患者情绪，消除恐惧心理，使患者心态平衡，积极配合治疗。

🍃 健康指导

1.避免嗜食膏粱厚味，防止痰火内生。

2.慎避风寒，衣着应随气候之变化而增减，以免感生风寒痰热之病证。

气阴亏虚证

🍃 临床表现

患者身热渐退，右胁微痛，五心烦热，心烦口渴，神疲乏力，自汗盗汗，舌红少苔，脉细数。

🍃 症状（体征）护理

1.急性期要绝对卧床休息，衣被要柔软而舒适，避免重压肝区而引起不适，并向左侧卧位，以减轻疼痛。

2.严密观察患者生命体征，若出现血压下降、脉压缩小、脉搏细速，呼吸浅快、皮肤湿冷、面色苍白，应及时报告医生处理，防止中毒性休克发生。

用药护理

严格执行医嘱，按时准确给予抗生素和对症治疗药物，并注意观察药物不良反应。

饮食护理

宜高热量、高蛋白质、高纤维素以及低脂肪和易消化的饮食。

情志护理

经常巡视病房，多与患者谈心，并介绍治愈病例，让患者树立战胜疾病信心，消除患者的恐惧感，从而积极配合治疗。

健康指导

1.防止患者闪挫跌仆等外伤。

2.积极配合治疗，定期门诊复查。

正虚邪恋证

临床表现

患者右胁下肿痛，日久不愈，消瘦纳差，神疲短气，四肢乏力，口渴欲饮，五心烦热，尿短黄，舌红苔少，脉细数。

症状（体征）护理

1.患者有高热、寒战时，遵医嘱予降温治疗，同时要鼓励患者多喝水，避免由于大量出汗而发生虚脱现象。

2.腹痛发作时要帮助患者做肌肉放松，如做深呼吸、看娱乐节目等将疼痛转移。疼痛严重时可遵医嘱用止痛类药物缓解疼痛，如有反跳痛、压痛、腹肌紧张等腹膜刺激征，应警惕腹膜炎的发生。

用药护理

注意观察药物疗效及副作用。

饮食护理

注意饮食清洁卫生、有节，进食易消化、高维生素、高热量及高蛋白低脂肪的食物，忌食生冷及刺激性的食物。

情志护理

急性期宜卧床休息，保持心情舒畅，告知患者本病的相关知识，使患者能积极接受治疗，树立战胜疾病的信心，减轻其心理和思想负担，消除紧张焦虑情绪，使其能有一个良好的精神状态接受治疗。

健康指导

告知患者注意饮食卫生，并注意劳逸结合，增强机体抵抗能力，在恢复期间加强其营养，定期B超检查。

（五）

肝痈并发症护理

1.常见并发症为脓肿破裂，向邻近脏器穿破，如胸腔、腹腔、心包腔，有时还可穿入胃、十二指肠、结肠、肾、胰腺等器官，要注意观察患者的生命体征、腹部体征及患者的全身反应。

2.嘱患者发病期要卧床休息，不可剧烈活动，可适量床上活动，卧床期间做好四肢的功能锻炼，避免增加腹压，如咳嗽、排便等，不可用力过猛，保护好肝区。

3.密切观察体温、脉搏、血压、呼吸和腹痛等，及时发现感染性休克及其他并发症。

4.积极预防和治疗原发疾病，切断感染途径，如新生儿脐炎、败血症、脓毒败血症、胆道感染（如胆道蛔虫症、化脓性胆囊炎、胆石症等）、化脓性阑尾炎、细菌性痢疾等。

积聚辨证施护

积聚是指正气亏虚、脏腑失和、气滞血瘀，引发腹内结块，或痛或胀的一种病证。病位在肝、脾两脏，气滞、血瘀、痰结、邪毒是主要病理因素。聚证分肝气郁结证、食滞痰阻证，积证分气滞血瘀证、瘀血内阻证、正虚瘀结证，常见于西医的腹部肿瘤、肝脾肿大、胃肠功能紊乱、不完全性肠梗阻等病症。

肝气郁结证

 临床表现

腹中结块柔软，时聚时散，攻窜胀痛，脘胀闷不适，苔薄，脉弦。

症状（体征）护理

观察腹胀腹痛情况，腹胀部位、时间、程度，疼痛有无规律性及饮食的关系。腹痛剧烈伴恶心呕吐，腹部及结块有明显压痛时，及时报告医生并配合处理。

用药护理

遵医嘱服用活血化瘀、疏肝解郁、行气散结之中药，中药宜浓煎，饭前温服，观察药后效果及反应。

🌿 **饮食护理**

饮食应少食肥甘厚味及辛辣刺激之品，多吃新鲜蔬菜。

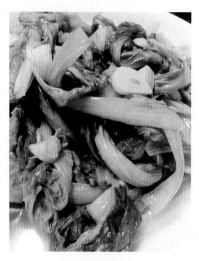

新鲜蔬菜

🌿 **情志护理**

保持精神乐观愉快，避免精神刺激。

🌿 **健康指导**

注意适当锻炼身体，增强体质。积极治疗，定期门诊复查。

食滞痰阻证

🌿 **临床表现**

腹胀或痛，腹部时可触及条索状物，按之胀痛更甚，便秘，纳呆，舌苔腻，脉弦滑。

症状（体征）护理

1.观察腹痛发生的原因或诱因，腹痛时的伴随症状，有无黄疸、鼓胀、血证、神昏、水肿、发热、呕吐等预兆。

2.腹胀时可在中脘穴、内关穴、足三里穴、至阳穴重压揉按，用力由轻至重、由重到轻，缓解后再按压5分钟。

用药护理

遵医嘱服用理气化痰、导滞散结之中药。中药汤剂宜温服，观察用药效果。

饮食护理

饮食有节，合理搭配，多食蔬菜、水果，禁忌甜黏、生冷、肥腻饮食。食疗方可选山楂煮蜜糖水饮服。

情志护理

保持乐观情绪，避免忧思恼怒。

健康指导

1.宜住宽敞明亮、通风、干燥、温度适宜的房间。

2.要注意充分休息，保证睡眠，避免疲劳。

气滞血瘀证

临床表现

腹部积块质软不坚，固定不移，胀痛不适，舌苔薄白，脉弦。

症状（体征）护理

1.注意观察包块的部位、大小、性质，以及能否活动、有无压痛。

2.患者胀痛时，可用中药烫疗肝区，中药烫疗方可选用"十一方药酒"。"十一方"为广西中医药大学第一附属医院药剂科生产的传统制剂，具有活血祛瘀、舒筋活络、消肿止痛、祛风除湿等作

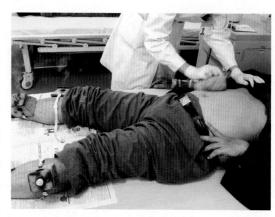

中药烫熨肝区

用，可以改善肝区的局部微循环，增加肝脏的血液循环，缓解肝区疼痛、胀闷不适等症状。通过热、药双重作用，将药透散，直达病变部位以发挥作用，舒经通络，促进气血运行。

用药护理

遵医嘱服用理气消积、活血散结之中药汤剂，宜温热服用。

饮食护理

饮食宜清淡、易消化，忌食肥腻、煎炸、辛辣之品。

情志护理

向患者介绍与该疾病相关的知识，消除对患者的恐惧心理，树立起治疗疾病的信心，主动配合治疗，提高依从性。

健康指导

患者要劳逸结合，做到动静适宜，以使气血流通。

瘀血内阻证

临床表现

腹部积块明显，质地较硬，固定不移，隐痛或刺痛，形体消瘦，纳谷减少，面色晦暗黧黑，面颈部、胸部、胸臂血痣赤缕，女子可见月事不下，舌紫暗或有瘀斑、瘀点，脉细涩。

症状（体征）护理

遵医嘱取足三里、三阴交、肝俞、肾俞穴，以肝炎灵、苦参素等药物进行穴位注射，每日1次，每次选取2～3穴，交替注射。有助于控制肝炎肝硬化的炎症活动，化瘀软坚，佐以扶正健脾。

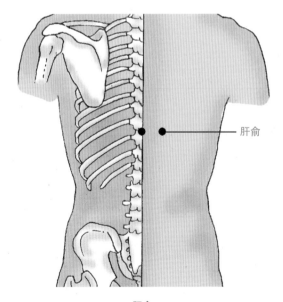

肝俞

用药护理

可遵医嘱用中药捣烂贴脐，减轻腹痛，观察疗效及皮肤情况。

饮食护理

患者宜食用具行气、活血功能的饮食，如白萝卜、柑橘、大蒜、生姜，宜少吃盐和味精，避免血黏度增高，加重血瘀的程度。不宜吃甘薯、芋芳、蚕豆、栗子等容易胀气的食物；不宜多吃肥肉、奶油、蛋黄、鱼籽、巧克力、油炸食品、甜食，防止血脂增高，阻塞血管，影响气血运行；不宜吃冷饮，避免影响气血运行。

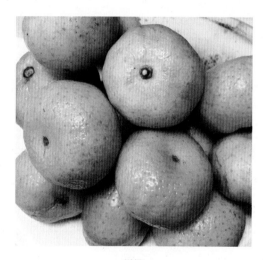

柑橘

情志护理

安慰和鼓励患者使其消除对疾病的顾虑，振作精神，树立信心，稳定情绪，保持恬静愉快的心理状态，以利气机调达，情绪抑郁者，应以心理疏导为主，

健康指导

1.生活要有规律，注意劳逸结合，根据病情合理休息和活动。

2.保证睡眠充足，保持乐观情绪及合理营养。

正虚瘀结证

临床表现

久病体弱，积块坚硬，隐痛或剧痛，饮食大减，肌肉瘦削，神疲乏力，面色萎黄或黧黑，甚则面肢浮肿，舌质淡紫，或光剥无苔，脉细数或弦细。

症状（体征）护理

1.无禁忌证的胀痛患者，可选用生物信息红外肝病治疗仪治疗，达补益气血、活血化瘀之功效。生物信息红外肝病治疗仪应用脉动生物信息技术（与人体心脏搏动节律同步），提取治疗者的心率信号，发出与患者心率节律相同的脉动红外波照射肝区，增加组织对能量的渗透吸收，有效改善肝脏微循环，增加肝脏的抗病能力和修复能力，促进肝病患者的康复。

2.对于明显扪及腹部包块的患者，可以选用中药外敷法。失代偿期肝硬化者必要时配合医生行纯化自体骨髓干细胞经肝动脉移植治疗。

用药护理

注意治疗效果及反应，观察治疗部位皮肤情况。

饮食护理

患者要饮食有节，起居有时，注意冷暖，调畅情志，保持正气充沛，气血流畅。避免饮食过量，忌食生冷油腻。

情志护理

指导患者正确对待各种事物，不为外物所惑，学会自我调整心态，解除忧虑、紧张情绪，避免情志内伤。

健康指导

1.积极配合治疗，若病情许可，可适当活动，但应避免过劳和外感。定期门诊复查。

2.疑似传染性疾病者，执行消化道隔离。

积聚并发症护理

1.观察有无皮肤黏膜瘀点瘀斑，其数量、大小及分布情况；有无鼻腔黏膜与牙龈出血等情况发生。

2.用干扰素治疗的患者，注意观察干扰素的不良反应，如发热反应、胃肠道反应、脱发、肝功能损害、神经精神症状等。

3.定期门诊复查，坚持治疗，按医师处方用药，不能擅自停药或加量，以免加重肝负担。

鼓胀辨证施护

鼓胀，是因肝病或蛊虫病日久，或因长期饮酒，或腹内有积块、瘀、癌等病，阻碍气血水液运行，水积于腹。以腹胀如鼓，腹皮青筋暴露为主要表现。病位在肝、脾、肾，分气滞湿阻证、寒湿困脾证、湿热蕴结证、肝脾血瘀证、脾肾阳虚证、肝肾阴虚证，相当于西医的肝硬化腹水，结核性腹膜炎、红斑狼疮、腹内肿瘤等疾病。

气滞湿阻型

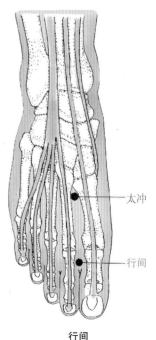

太冲
行间

行间

临床表现

患者腹胀按之不坚，胁下胀满或疼痛，纳呆食少，食后胀甚，得嗳气稍减，小便短少，舌苔薄白腻，脉弦。

症状（体征）护理

1.腹胀时可行腹部按摩及松节油热敷，遵医嘱针刺期门、外关、阳陵泉、支沟、行间、足三里等穴位，用泻法。

2.胁下胀满疼痛者，给予元胡粉、沉香粉各1g，温水冲服，以理气止痛；食后作胀者，给予焦山楂、鸡内金各1.5g，开水调服，以消食助运。

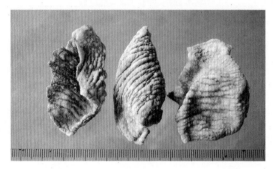

鸡内金

用药护理

汤药宜饭前温服。

饮食护理

饮食宜少量多餐，多食理气健脾去湿的食物，如莱菔子、柑橘、佛手、薏苡仁、赤小豆等，不宜吃过咸食品。腹胀者应饭后散步，按摩腹部，忌食产气食品，如煎炸食物、薯类。

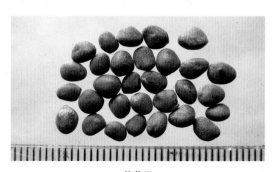

莱菔子

情志护理

关心体贴患者，使其心情舒畅。

健康指导

1.室温宜干爽，衣被适中，病情允许可适当活动，以促进气血运行。

2.观察下肢水肿的消退情况。勤剪指甲，保持皮肤洁净。

3.沐浴时应注意避免水温过高，不使用有刺激性的皂类和沐浴液，沐浴后可用性质柔和的润肤品。

寒湿困脾型

临床表现

患者腹大胀满，按之如囊裹水，颜面微浮，下肢浮肿，脘腹痞胀，得热则舒，精神困倦，畏寒懒动，小便少，大便溏，舌苔白腻，脉缓。

症状（体征）护理

1.腹水甚者致呼吸困难，宜半坐卧位，以使膈肌下降，有利于呼吸运动，减轻呼吸困难和心悸，必要时给予氧吸入。

2.观察大便的色、量、性质、次数。腹胀甚者遵医嘱艾灸神阙、中脘、足三里等穴位，可温化寒湿，理气消胀，或可用松节油热敷腹部，或用其他温热疗法。如需要放腹水时，参照湿热证的症状（体征）护理。

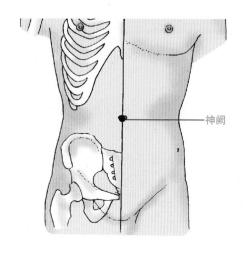

神阙

3.准确记录出入量,每天测腹围、体重。腹胀剧烈者可遵医嘱艾灸神阙、中脘,或热敷、热烫腹部以疏理气机。

4.保持皮肤完整,勤剪指甲,嘱患者勿用手抓搔,以免皮肤破损,并观察水肿消退情况。

🌸 用药护理

中药汤剂宜饭前热服。尿少腹胀者,可予沉香、肉桂粉各1g,琥珀粉1.5g,和匀温水调服,能行气消胀,减轻痛苦,必要时用肛管排气法消胀。

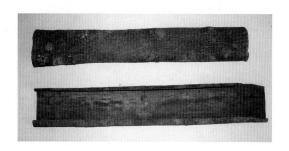

肉桂

饮食护理

1.饮食宜温热、低钠，忌食生冷黏腻食物，多进健脾温阳利湿之品，如山药、薏苡仁、赤小豆、鲤鱼、鲫鱼等。

2.多用葱姜蒜做调料可驱除体内寒湿之邪，禁忌生冷、黏腻饮食。

3.厌食者，饮食宜清淡可口并多样化，忌食辛辣、油腻、煎炸、刺激或坚硬食品。限制钠的摄入，每天摄入食盐1.5~2.0克。避免食用高钠食物，如咸菜、酱菜、罐头食品、含钠味精等。

情志护理

患者多抑郁、易怒，且治疗时间长，应及时了解患者的性格特点，做好解释工作，多关心、体贴和安慰患者，适时给予心理疏导，使其保持乐观愉快的情绪，积极配合治疗。

健康指导

1.病室宜温暖、干燥、向阳，阴雨潮湿时要提高室温至22℃~24℃，以驱散潮，注意保暖。

2.患者因身体沉重，懒言少动，活动过少，反致气血不畅，水湿难除。若病情允许，一般应多鼓励患者活动，特别是在晴好天气时，多外出在阳光下活动。

3.注意休息，生活起居有常，避免过度劳累。

4.向患者及家属介绍本病的相关知识，保持情志乐观，情绪稳定。

湿热蕴结型

临床表现

腹大坚满，脘腹绷急，外坚内胀，拒按，烦热口苦，渴不欲饮，小便赤涩，大便秘结或溏垢，或有面目肌肤发黄，舌边尖红，苔黄腻或灰黑而润，脉弦数。

症状（体征）护理

1.重点观察患者腹大程度，定时测量腹围，做好记录。注意腹壁皮肤的色泽和脉络显露情况，以及腹部的坚硬度，从而判断病势的轻重和趋向。

2.需要放腹水时，应协助医生行腹腔穿刺术，并注意观察病情，警惕发生昏迷、出血、腹腔感染等并发症。

（1）穿刺前先让患者排尿，并做好解释工作。穿刺放液过程要注意患者有无头晕、恶心、心慌、出汗、面色苍白、脉数、血压下降等表现，如有上述症状，应立即停止放液，并协助医生紧急处理。

（2）放液速度不能过快，每次放液量一般不超过3000mL，防止诱发昏迷和腹水迅速生长。

（3）穿刺后以便携式多头腹带裹紧腹部，以免腹压骤然降低而发生休克。

穿刺过程中要严格执行无菌操作，防止感染。术后穿刺如有漏液，应及时处理，防止伤口感染。

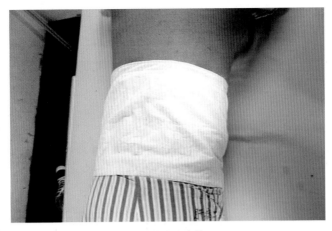

便携式多头腹带

（4）放液后仍需注意观察患者有无出血、昏迷等并发症。

3.准确记录出入量，每天测量腹围、体重。

用药护理

1.使用逐水剂治疗时，汤药宜饭前稍凉服，说明用药方法、作用、服药后可能出现的反应、注意事项，以取得患者的配合，服药后观察效果和反应。

2.将逐水药装入胶囊，遵医嘱让患者清晨空腹服下，剂量大时，可在1小时内分次用红枣汤送服，服药后2～3小时方可进食。

3.服药前后测量患者血压、脉搏、腹围、体重，腹泻始止时间、次数及便量，并做好记录。

4.观察服药后患者有无恶心、呕吐、腹痛、腹泻等情况，轻者无须处理，或针刺足三里、内关等穴。若呕吐频频，腹部剧痛、汗出、脉沉，应及时报告医生。

饮食护理

1.饮食宜低盐、低钠，清热利湿利水的食物，可多食理气健脾之品，如黄瓜、冬瓜、薏苡仁、赤小豆、西瓜、鲜藕汁，忌辛辣、肥甘厚味、过咸之品。

2.饮食宜偏凉，富营养、易消化，多食新鲜水果，可选用滑利渗湿清热之品，如黄瓜、西瓜、冬瓜、黄花菜、鲤鱼、鲫鱼、赤小豆、芹菜、甘蔗汁、藕汁、芦根水等，也可食桑椹粥、百合粥、清蒸甲鱼等。忌食辛辣煎炸、油腻、粗糙食物。

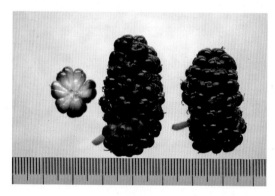

桑椹

3.便秘者，可多食新鲜水果、蔬菜及含丰富维生素的食物，或选用蜂蜜水、麻仁丸口服，外用开塞露，避免因腑气不通而诱发神昏。但应禁忌用碱性液体如肥皂水灌肠通便。

情志护理

鼓励患者树立信心，坚持治疗。

健康指导

1.病室应安静、整洁、干燥、凉爽、通风良好，保持空气清新，光线宜偏暗。

2.保持大便通畅，养成定时排便的习惯，便秘者多食蔬菜、水果或蜂蜜。

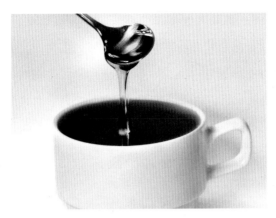

蜂蜜

3.保持会阴部清洁，勤换内裤，便后用温水冲洗，软纸拭干；皮肤瘙痒者可给予止痒处理，嘱患者勿用手抓挠，以免皮肤破损引起感染。

4.患者宜卧床休息，若因腹胀挤压胸部而致气短喘急时，可采取侧卧位。

5.腹大如鼓的患者，床上活动困难，生活起居皆需细心照料，定时协助翻身。长期卧床的患者，要保持病床单位整洁松软干燥，加强皮肤护理，避免发生褥疮和坠积性肺炎。伴背部及阴囊水肿的患者，要注意保护局部皮肤，防止损伤、感染。

6.若病情允许可以适当活动，应避免过劳和外感。

〔 四 〕

肝脾血瘀型

 临床表现

患者腹大坚满，青筋显露，胁下疼痛如针刺，面色晦暗黧黑，或见赤丝血缕，面颈胸臂出现血痣，口干不欲饮水，或见大便色黑，舌质紫暗，或有紫斑，脉细涩。

症状（体征）护理

1.注意病情观察，由于瘀血易引起各种血证，尤其是食道静脉曲张破裂引起的大出血，故要注意观察呕吐物及粪便的颜色，如有胃脘烧灼感、口中血腥味为呕血先兆，应立即报告医师采取紧急措施。

2.患者凝血功能差，很容易引起皮下出血，因此，做各种注射或有创检查时，必须延长局部按压时间，至确定无出血为止。

3.准备三腔二囊管及急救药物，随时配合抢救，出血时密切观察血压、脉搏的变化，观察大便的色、量，防止出现出血性休克。

4.准确记录出入量，每天测腹围、体重。重点观察出血倾向。出血倾向在肝脾血瘀者中更为常见。轻者可有鼻衄、牙龈出血或皮肤出血形成瘀斑；重则可见威胁患者生命的消化道出血，如大量的呕血、便血。所以应注意观察其呕吐物中有无咖啡色液体，大便是否色黑、发亮、稀薄如漆状，如有可疑现象，应及时留取标本化验。还需注意观察有无呕血的先兆症状，如胃脘烧灼感、口中血腥味等。发现异常应及时通知医生，并做好止血抢救准备。

用药护理

1.若胀满过甚、胸闷气短者，可取半卧位，出现黑便，可遵医嘱给予白及粉、三七粉各1.5g，温水调服。

2.实证患者，身体尚好时常用逐下之法。

（1）在服药治疗前，应做好说服解释工作，交代清楚作用、服法及服后可能发生的反应和注意事项。服药前应测量血压、脉搏、腹围、体重，并做好记录。

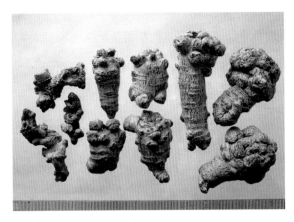

三七

（2）为了防止药物损伤肠胃，可服白及粉、胃膜素等保护胃黏膜。将攻下逐水药（多为散剂）装入胶囊，遵医嘱清晨空腹给患者服下。

（3）若剂量大时，可在1小时内分次用红枣汤送服，服药后嘱患者安静休息，药后2～3小时方可进食。一般服药后半小时开始腹泻，初泻时带粪便，后全为稀水，泻四五次后自止，泻后腹胀明显减轻者效果最好，并详细记录腹泻开始和终止时间、次数、大便性质、排泄量及尿总量。

（4）密切观察服药后的反应，如患者呕吐频繁，腹痛剧烈，便泻连连不止，冷汗出、脉沉，应防虚脱。用逐下药次日再测量血压、腹围、体重1次。

3.血得热易散，除非有大热象，中药汤剂宜饭前温热服为好，服药后卧床休息。

饮食护理

1.饮食宜行气活血之品，如萝卜、橘子、山楂、桃仁等，饮食不可太热，食物切忌质粗、坚硬，进食时应细嚼慢咽，药片和药丸须研细吞服，忌食辛辣煎炸等助火动血之品。宜低盐饮食，避免进食坚硬辛辣食物，以免损伤胃络诱发出血。

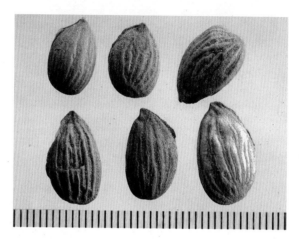

桃仁

2.有出血时暂禁食或酌情给予无渣流质饮食，好转后宜食木耳、红枣、藕汁等清润养血之物。

3.切忌暴饮暴食和煎炸的食品，勿过食膏粱厚味，饮食宜清淡，摄入的蛋白质要容易消化。应控制每次进食量，根据病情采取少食多餐。

情志护理

患者常因腹大胀满、行动不便而心情焦躁痛苦，顾虑重重，对治疗信心不足，情志不遂又进一步加重病情，故应设法开导，劝慰患者，可让患者了解有关的颐养知识，丰富病中生活，如看书报杂志、听广播等，使其心情舒畅，气机达顺，气行则血行，可理气消胀。开导患者正确对待疾病，克服心理障碍，建立乐观的生活态度。

健康指导

1.病室宜安静，保证患者足够的休息，适当活动，以通血脉、益气行。嘱患者小心行动，注意避免碰撞，以防出血。勤剪指甲，保持皮肤完整。

2.定期复查肝功能、甲胎蛋白、病毒及B超，每隔1年必须做1次胃镜检查，以及时了解病情变化，及早治疗。需终生随访。

3.积极治疗原发病，增强抵抗力，减少感染的发生。

4.注意调摄，起居有常。随气候变化增减衣服。

五

脾肾阳虚型

临床表现

患者腹大胀满，形如蛙腹，撑胀不甚，朝宽暮急，面色苍黄，胸闷纳呆，便溏，畏寒肢冷，浮肿，小便不利，舌质色淡，舌体胖边有齿痕，苔厚腻水滑，脉沉弱。

症状（体征）护理

1.观察胸闷的发生、性质、程度、持续时间，并及时报告医生处理。

2.腹胀小便不利者，宜灸不宜针，可隔姜灸足三里、天枢、中脘、神阙等穴，或采用腹部热敷、葱熨法、盐熨法，或服生姜红糖水。

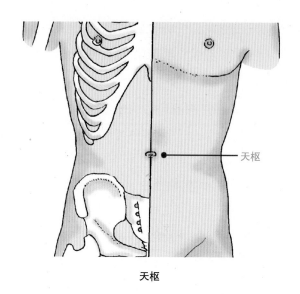

天枢

3.准确记录出入量，每天测量腹围、体重。

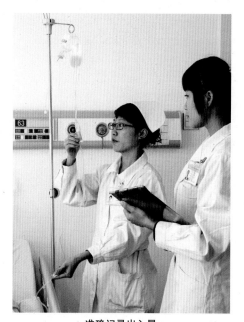

准确记录出入量

用药护理

汤药宜饭前热服，盖被，观察药后效果及反应。

饮食护理

1.饮食宜低盐、低钠和偏温热，忌生冷、瓜果，可适当用姜、葱、芥末、胡椒、大蒜、韭菜等作调料，勿用粗糙或坚硬食物，忌生冷瓜果，可食牛羊肉、黄鱼、鸡、扁豆、山药、胡桃、龙眼、大枣等或黄芪粥、党参粥、胡桃粥等健脾益肾之品，或常服鲤鱼赤小豆汤、鲫鱼赤小豆汤以利水。

2.适当食用牛奶、鸡蛋、鳗鱼、鳝鱼、南瓜、扁豆、山药、胡桃、栗子、土豆等补益之品。淡酒有助于温阳通气，可少量饮用。若脾虚食后腹胀，应少食牛奶、豆类等产气食品和硬固粗糙食物。

3.适当饮用生姜红糖水，可温中散寒消胀。

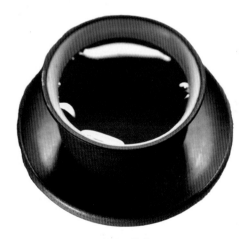

生姜红糖水

情志护理

告知患者本病的特点，如本病是一种慢性病，病情重，治疗疗程长等，患者及家属易产生悲观情绪，护理人员应予理解和同情并给予关心，并告知一些治疗有效的病例给患者，鼓励患者消除恐惧、忧虑、急躁、悲观等情绪，积极配合治疗，让其增加治疗信心。

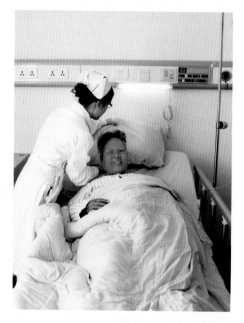

关爱

健康指导

1.应特别注意保暖，病室宜温暖向阳，室温宜偏高，多加衣被，防外感。

2.嘱患者卧床休息，协助采取舒适体位，尽量减少不必要的搬动。

3.定时为患者修剪指甲，以免抓伤皮肤，引起破溃。

4.劳逸适度，尤应节制房事，戒怒，以保护元气。

肝肾阴虚型

🍃 **临床表现**

患者腹大胀满，或见青筋暴露，形体反见消瘦，面色晦滞，小便短少、口干咽燥，心烦少寐，齿鼻时有出血，舌红绛少津，苔少或光剥，脉弦细数。

🍃 **症状（体征）护理**

1.注意齿鼻有无出血倾向及出血量、颜色。

2.心烦口干者，给予石斛、麦冬煎汤代茶；失眠者，睡前做头部按摩、温水泡脚、足底按摩。

3.准确记录出入量，每天测腹围、体重。

4.宜针不宜灸，忌用温热疗法。

🍃 **用药护理**

1.保护胃黏膜的药宜饭前半小时凉服，对胃肠道有刺激的药（如氯化钾缓释片）宜饭后半小时服，利尿剂在白天服可避免夜间尿多影响睡眠。

2.食管静脉曲张者，药丸研碎后服用。

3.中药汤剂宜浓煎，在两餐之间服用，以减少食物及其他药物对中药的影响，用药后注意定时测腹围及体重，准确记录出入量。

🍃 **饮食护理**

1.饮食宜清淡可口，易消化，富营养。可多食理气健脾利水之品，如番茄、梨、藕、甘蔗、柚、百合、杨梅、柿子、银耳、花生、大枣、小豆、山药、薏苡仁等有凉润生津作用的食物，忌食辛辣、油腻、刺激性或硬固食物，限制钠盐的摄入，高血氨时少食或禁食肉类。

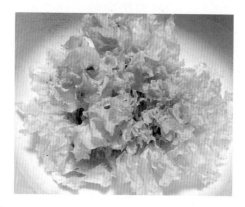

银耳

2.便秘者，可多食新鲜水果、蔬菜及富含维生素的食物，或选用蜂蜜水、麻仁丸口服，外用开塞露等方法，避免因腑气不通诱发神昏。

情志护理

对患者及家属介绍与本疾病相关的知识，做好心理疏导，消除悲观绝望恐惧心理，增强患者战胜疾病的信心，主动配合治疗，提高依从性。

健康指导

1.养成晚上护肝肾的习惯，如睡前温水泡脚，晚上按摩肝俞、肾俞。

2.病室宜清净，向阴，凉爽湿润，衣被适中。

3.肝硬化代偿期患者可适当活动，注意劳逸结合，戒烟酒，避免过度劳累。

4.指导患者和家属掌握测腹围、记录尿量、测体重等一般知识。

鼓胀并发症护理

1.抽放腹水时，应注意观察并记录腹水的量、颜色、性质等情况，遵医嘱送检。

2.注意观察神志、腹部形态、尿量，及喘促、出血、呼吸、气味等情况。评估腹部的形态、腹围、体重。对长期卧床和重症行动不便的患者，应加强皮肤护理。

3.出现烦躁失眠或静卧嗜睡、语无伦次、神昏谵语等肝昏迷之先兆时，骤然大量吐血、便血或神昏时，出现腹大如瓮、脉络怒张、脐心突出、下痢频繁、四肢消瘦时，报告医师，并配合处理。

4.对皮肤黏膜出血患者的护理。护理人员在对患者进行各种静脉穿刺和注射时，动作要轻柔，避免皮肤黏膜损伤。静脉穿刺时先行皮肤消毒后，再扎止血带进行穿刺，以免结扎时间过

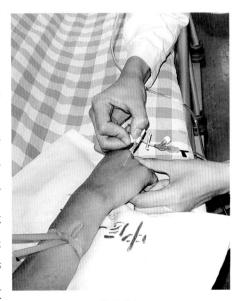

静脉穿刺

久，造成组织出血。注射完毕为防止出血仍应压迫5～10分钟，经常观察穿刺部位有无血肿和继发感染。

5.对鼻衄和牙龈出血病人的护理。应嘱咐患者平时不要用手挖鼻，鼻孔干燥时可用液体石蜡滴鼻。小量鼻衄可用1：1000肾上腺素棉球填塞，如出血不止应使患者半卧位头后仰，用细纱布条填塞鼻道止血及药物治疗止血。牙龈出血的患者，要注意口腔卫生，可用1：5000呋喃西林漱口，防止牙龈感染。

6.对消化道出血和呕血患者的护理。立即让患者卧床休息，暂禁饮食，立即通知医生，与医生配合插入三腔管压迫止血，肌注止血剂。嘱患者精神不要紧张，配合治疗。备好新鲜血液，准备输血，密切观察神志、血压、脉搏、呼吸变化，准确记录呕血量和便血量，注意保暖。

肝热辨证施护

肝热，以湿热或疫毒之邪为主，主要责之于肝胆脾胃功能失调。湿热侵袭，内蕴中焦，湿郁热蒸，不得泄越，熏蒸肝胆，以致肝失疏泄，胆汁外溢而发黄。病位主要在肝、胆、脾、胃，且往往由脾胃涉及肝胆。急性黄疸型肝炎分湿热蕴蒸证、寒湿困脾证，急性无黄疸型肝炎分湿浊中阻证、肝郁气滞证。本病相当于西医学的急性病毒性肝炎。

湿热蕴蒸证

🍃 临床表现

患者身目俱黄，色泽鲜明，纳呆呕恶，厌油腻，口干苦，头身困重，胸脘痞满，乏力，大便干，尿黄赤，舌苔黄腻，脉弦滑数。

🍃 症状（体征）护理

1.去除诱发重型肝炎的诱因，如劳累、饮酒和心理创伤，同时观察患者的神志、黄疸、消化道症状、出血症状、感染先兆及人格、行为有无异常等情况。

2.大便干结患者，注意观察大便质、量及每日次数，保持大便溏为宜，观察患者黄疸消退情况。

🌿 用药护理

行针刺治疗的患者应服用解里热药物或清凉饮料后再针刺，以解除表里之热，热退身凉而病愈。

🌿 饮食护理

1.宜进清淡、低盐、低油脂、低胆固醇、易消化、富含蛋白质及足够热量的食物，以达清热解毒、利湿退黄的作用，如新鲜水果、绿叶蔬菜、核桃、南瓜子、松子、木耳、蛋黄、菠菜等及适量动物肝。

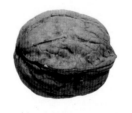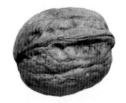

核桃

2.可饮用黄瓜皮茶：黄瓜皮不拘量，煎汤，去渣，取汁，代茶饮。

3.中药汤剂宜温凉服用。

情志护理

1.患者多为初次发病，多数存在焦虑、恐惧、悲观、失望等心理特征，医务人员应主动与其交谈，及时了解患者心理动态。

2.告知患者本病的相关防治知识，缓解患者各种心理压力，消除使疾病加重的诱因，配合治疗。

健康指导

1.指导患者家属及时发现病情变化，如出现情绪异常、性格改变、黄疸持续性加深、皮下出现出血点、牙龈出血、体温升高等各种重症肝炎先兆症状，应立即报告医务人员。

2.患者衣被宜单薄些，居住于凉爽的房间。

3.告知患者肝功能正常3个月后，可恢复日常活动及工作，但仍避免过度劳累和重体力劳动。

寒湿困脾证

临床表现

身目发黄，色泽晦暗，纳呆腹胀，或神疲乏力，畏寒喜温，大便溏薄，舌体胖，舌质淡，苔白滑，脉沉缓无力。

症状（体征）护理

纳呆腹胀患者可予上腹摩按，分摩季胁，推侧腹，背部拳揉，揉足三里等推拿治疗。

用药护理

1.告知患者本病多数用药时间较长，药物起效缓慢，黄疸消退和症状改善缓慢，但多数患者产生病急乱投医的心理，擅自购买各种保肝药物或求助于江湖郎中的"祖传秘方"等，这种盲从心理不但对治疗无益，反而加重肝脏负担，也会给患者造成经济损失。

2.中药汤剂以健脾和胃，温化寒湿为主，宜温热服用。

饮食护理

1.患者纳食无味，故要根据其饮食习惯、嗜好，给予适合其口味、易于消化吸收并含丰富维生素的饮食。

2.鼓励患者多吃水果和新鲜蔬菜，以增强抵抗力，疾病恢复期应防止体重增加过快，防止并发脂肪肝。

3.可用药茶疗法：用茵陈（后下）30g，大黄6g，绿茶3g，上药水煎，代茶饮。

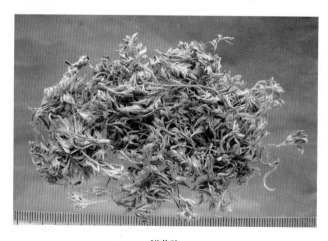

鲜茵陈

情志护理

1.患者或因隔离而导致工作、学习和生活受影响，以及因限制家属探视而孤独，因此，要注意患者的情绪变化，并施与必要的心理照顾。

2.告知患者本病传播方式、隔离期限、一般转归和注意事项，减轻患者的心理负担，增强患者战胜疾病的信心。

健康指导

1.急性发作期要卧床休息，向患者说明卧床休息的重要性，卧床休息能使全身代谢率降低，减少肝脏负荷，增加肝血流量，促进肝功能恢复；疾病恢复期症状改善，肝功能好转，可适当活动，增加食欲，但以不疲劳为度。

2.疾病痊愈后，轻工作半年，以防止疾病复发。

湿浊中阻证

临床表现

脘闷不饥，肢体困重，怠惰嗜卧，口中黏腻，大便溏泻，舌苔腻，脉濡缓。

症状（体征）护理

1.观察胀满部位、程度、时间、诱因及伴随症状。

2.患者脘闷不适，可遵医嘱取中脘、足三里、内关、胃俞等穴位贴敷，或艾灸中脘、天枢等穴。

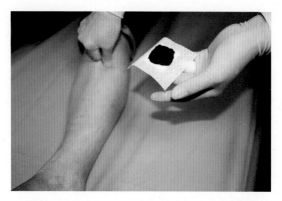

穴位贴敷1

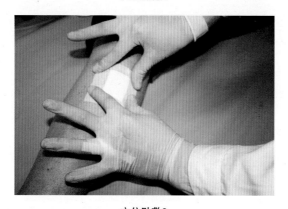

穴位贴敷2

🍃 用药护理

中药以清热利湿、健脾和胃为主，中药汤剂宜浓煎、饭后温服。

🍃 饮食护理

饮食应限制蛋白质及脂肪的摄入，减少肝脏和胃肠道负担，应给予柔软、清淡、易消化、富含维生素、低脂肪的可口食物。

🍃 情志护理

患者宜心胸开阔，少发脾气，保持一种平静的心态，可用移情相制疗法，转移患者注意力，消除恐惧、焦虑心理，保持情绪稳定，达和畅气血的作用。

🌱 健康指导

1.加强自身防护，养成良好的个人习惯，饭前、便后洗手，防止交叉感染，做好家庭隔离。

2.肝功能正常者，可配以适度的体育活动，如太极拳等，以增强体质。

3.尽量限制探视人数，避免患者疲劳和继发感染,做好口腔及皮肤等基础护理。

肝郁气滞证

🌱 临床表现

胁胀脘闷，胸闷不舒，善叹气，情志抑郁，不欲饮食，或口苦喜呕，头晕目眩，舌苔白，脉弦。女子乳房胀痛，月经不调，痛经。

🌱 症状（体征）护理

胁胀脘闷者，可点按侧胸腹，按上腹部，顺气，摩按季胁，脊背拿提，揉足三里等，以达疏肝理气作用。

🌱 用药护理

注意观察患者用药反应，为医生提供治疗方案信息。

🌱 饮食护理

1.患者急性期食欲不振，不能耐受油腻食品，应减少饮食量，在结构上减少脂肪成分，但蛋白、淀粉、维生素、微量元素仍需适量摄入；不宜过分强调补充过多蛋白、淀粉类食品，以免延长病程和发生恢复期脂肪肝。

2.不断改善食品调味，以增进食欲，对于因恶心、呕吐不能进食的患者，可通过静脉补液的方式提供营养支持。

3.恢复期切忌暴饮暴食，禁酒，忌煎炸、油腻食物，如肥肉、浓肉汤等动物性脂肪。

情志护理

告知患者要保持情志乐观，情绪稳定。

健康指导

1.注意休息，生活起居有常，避免过度劳累。

2.遵医嘱定期复查肝功能、病毒的血清学指标、肝脏B超、肝纤维化有关指标，以指导调整治疗方案。

肝热并发症护理

1.密切观察病情变化，注意患者食欲、大小便、睡眠等情况，如有皮下瘀斑、人格行为等变化，及时报告医生。

2.预防重型肝炎的发生，注意观察有无病毒性肝炎并发溶血症状，如患者黄疸迅速加深并伴进行性贫血、明显发热、寒战、高热、腰痛及血红蛋白尿等症状，要及时处理。

肝病预防指导

控制传染源

1.对甲型、戊型肝炎患者：患者的排泄物随时消毒，用具、地面每天消毒处理。也可用戊二醛或过氧乙酸浸泡、喷雾、擦拭、熏蒸消毒。传染期内，其家中要实行分餐制，防止病从口入。患者的食具、其他用具和衣被要单独使用，每个家庭成员都要注意个人卫生，餐前、便后洗手。

2.对乙、丙、丁型肝炎患者：患者的食具、剃须刀、盥洗用品应单独使用，防止血液、唾液和其他排泄物、分泌物污染环境。并特别注意患者的任何破损伤口及经血均可排出病毒，应注意防护。

切断传播途径

1.甲、戊型肝炎传染途径相似，都是粪－口传播途径，当人们接触或进食了这些被污染的物品（污染水源、食物、水、各种用具），病毒就通过口腔进入了人体内而发生感染，因此，必须把好"病从口入"这一关，平时严格按七步洗手法清洁自己的手，清除手部污物和细菌，预防接触感染，减少传染病的传播。

2.加强饮食卫生，加强粪便管理，建立无害化厕所；加强生食水产品的卫生防护，注意食具卫生消毒，食堂和餐厅应实行分餐制或公筷制。

3.健康人皮肤损伤如采血、打针、注射、手术、输血、皮肤湿疹、月经、分娩等，接触了乙、丙、丁型肝炎患者或慢性带病毒者的伤口、血液分泌物等，即可能感染病毒，故要做好以下防护措施：

（1）健康人损伤之处也可被含有病毒的污染物或器械污染造成传染，必须把住"病从皮入"或"病从血入"这一关。

（2）性生活接触、共用剃须刀或牙刷也都会引起乙型肝炎传染，应对易感染者一方实施乙型肝炎免疫注射。

（3）乙型肝炎表面抗原阳性母亲应切断母婴传播，出生后婴儿必须做好预防注射。

保护易感人群

患者家人或密切接触者可到正规医院或专科医院进行预防注射。甲型肝炎疫苗只能预防甲型肝炎，乙型肝炎疫苗只能预防乙型肝炎，丙、丁、戊型肝炎疫苗暂未研制出来。同时，进行健康宣教。

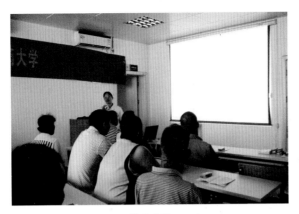

健康宣教

肝病患者勿滥用保肝药

1.肝炎患者的治疗应以适当休息、合理饮食和正确用药为原则。

2.肝脏是人体中最大的代谢器官,多种药物都在肝脏内分解、转化、解毒。滥用保肝药必定增加已经有病的肝脏的负担。另外,不能排除某些药物中存在有毒成分,且一些药物之间存在拮抗或化学作用,药物相互作用的结果又往往导致肝细胞再受损、脂肪肝或纤维化。

3.较长期滥用保肝药还会增加患者对药物的依赖心理,干扰用药的科学性和针对性,药物副作用也会随之发生。如长期大量补充葡萄糖,可加重胰腺胰岛细胞的负担,能诱发糖尿病;过多服用维生素,可造成体内维生素代谢失调,引起头痛、头晕、恶心、呕吐、疲乏,甚至过敏现象。又如祛脂药物仅对肝脂肪浸润或脂肪肝有意义，急性肝炎、肝硬化用之有害无益，蛋氨酸吃多了还可诱发肝昏迷；丙酸睾酮和苯丙酸诺龙等蛋白合成药可诱发黄疸，促发性激素紊乱；三磷酸腺苷和辅酶A长期使用可引起心悸、胸闷、出汗、眩晕甚至过敏性休克。

4.勿盲目使用对肝炎疗效不确切的中草药，盲目使用有害无益。

肝病患者忌长时间看电视

人体的肝脏是维生素A、维生素D、维生素E、维生素K等的贮存场所。肝病患者贮存的维生素A数量明显减少，同时病态的肝分泌胆汁减少，又会导致脂溶性维生素A、维生素D、维生素E、维生素K等吸收障碍。人的视觉是靠眼内视网膜中两种感觉细胞产生的，其中杆状细胞里有一种感弱光的物质，称视紫红质，它是由蛋白质和维生素A结合而成的，如维生素A供给不足，就会妨碍视紫红质的合成，从而影响人的视力。因此，肝病患者常看电视会感到视觉模糊，视力减退，久之导致干眼症和夜盲症。

硒在肝病防治中的作用

人体肝脏是一个硒库，肝脏中硒浓度显著高于其他组织器官，硒对肝脏有很强的保护作用，硒是营养性肝坏死的主要保护因子。

硒能防治肝炎、预防脂肪肝等。肝病患者体内普遍缺硒，肝病越严重，血硒含量越低。适量补硒对肝脏具有保护作用。自然界中含硒的食物非常多的，含量较高的有鱼类、虾类等水产品，其次为动物的心、肾、肝。蔬菜中含量最高的为金花菜、荠菜、大蒜、蘑菇，其次为豌豆、大白菜、南瓜、萝卜、韭菜、洋葱、番茄、莴苣等。

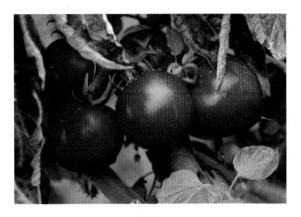

番茄

附录

广西中医药大学第一附属医院中医肝病治疗中心简介

　　广西中医药大学第一附属医院中医肝病治疗中心为国家临床重点专科、国家中医药管理局重点培育学科、国家中医药管理局重点建设专科、国家中医药管理局"慢性重型肝炎解毒化瘀"重点研究室的挂靠学科、广西政府首批中西医结合肝病特聘专家岗位挂靠学科（中医类唯一的岗位）、广西高校高水平创新团队及卓越学者挂靠学科、广西医疗卫生重点建设学科；广西重点中医专科；广西中医药大学重点学科；是国家"十一五"重大传染病专项：慢性重型肝炎证候规律及中西医结合治疗方案的研究（项目编号：2008ZX10005-007）、慢性乙型肝炎证候规律及中西医结合治疗方案的研究（项目编号：2008ZX10005-006)，国家"十二五"重大传染病专项：慢加急性肝衰竭中西医结合治疗方案优化研究（项目编号：2012ZX10005005-001）、慢性乙型病毒性肝炎（HBeAg阳性）患者中西医结合治疗方案优化研究（项目编号：2012ZX10005004-001-012）、慢性乙型病毒性肝炎（HBeAg阴性）患者中西医结合治疗方案优化研究（项目编号：2012ZX10005004-002-007）、慢性乙肝病毒携带者中医综合干预方案研究（项目编号：2012ZX10005006-001-017）的主要承担单位。

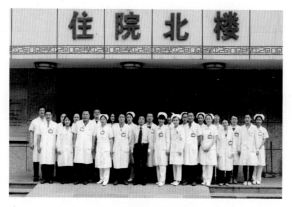

团结奋进的工作团队

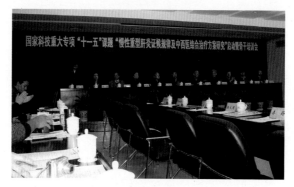

科研骨干培训会

　　该中心拥有一支由广西名中医、教授、博士组成,知识结构和年龄层次合理的人才梯队,以科研为龙头,临床为阵地,学术为根基,探索了一条肝病的中西医结合治疗之路,总结了一套完整的以中医药为主导,以重型肝炎/肝衰竭、慢性病毒性肝炎、肝硬化等3个重点病种为代表的肝病诊疗模式,享誉区内外。同时拥有一支由大专以上学历的中医护理人员组成的人才梯队,拥有一套以肝区中药烫疗、中药保留灌肠、艾灸推拿、穴位注射等为特色的中医护理方案,能显著地提高患者存活率,改善生活质量,降低患者的住院费用。目前肝病科下辖2个病区,开放住院病床150张,肝病专科门诊3个。

简易灌肠器专利介绍

中药保留灌肠——中医外治技术的优势

1.疗效肯定。肠道给药比口服吸收要快，其吸收总量和药物利用也较口服为高，与静脉给药相似。

2.副作用小。灌肠药物为纯天然药物，毒性小，安全性高。

3.起效快。提高了药物的利用率，直达病位，吸收迅速，减少了肝脏对药物的影响，避免了胃肠道消化液酸碱度和酶对药物的破坏作用。

4.操作简便。不受条件限制，在基层医院及家庭均可使用。

5.拓宽了中医中药的应用范围。解除了因口味苦涩不愿长期用药，病情严重、昏迷不能口服用药及小儿难以用药的忧患。目前中药保留灌肠外治技术尚缺乏统一的技术操作标准，致使其临床应用范围及优势的发挥受到了较大的限制。

6.认可度高、便于推广应用。中药保留灌肠疗效确切，具有深厚的群众基础，并已逐步被主流医学所认可，作为重要的干预手段防治疾病。

灌肠器的研究进展

中药保留灌肠是中医外治的重要方法之一，东汉末年张仲景在《伤寒杂病论》阳明篇中详细记述了"蜜煎导""猪胆汁"及"土瓜根"灌肠治疗便秘的方法，可谓开创了中药灌肠外治法的先河，历代医家对之均有记载。近代，国内中医学者承前启后，对该项外治技术做了很大的发展，特别是在灌肠工具上也有了很大的改进。

1.最早的灌肠工具为注射器。传统的灌肠工具是由灌肠筒、导管及肛管3部分组成，灌肠筒的材料为搪瓷类，不透明，不能从外面观察到液面下降情况、灌入量及灌入速度，不能显示灌肠筒液面距肛门的高度，只能用目测或用尺子测量。导管为不透明胶管，有时肛门内有粪块堵塞肛管也不易及时发现，且导管因长期用血管钳夹闭及高压灭菌容易损坏。肛管为黑色硬质木，硬、粗、短。

2.改良的一次性灌肠器的应用。是近几年逐步研制及改进的灌肠工具，新的灌肠工具的出现的确减轻了护士工作量，但也有不足之处，如管道衔接处易发生脱离，而且需要高压灭菌消毒，用物准备繁多，程序繁琐，灌肠时还需要将灌肠液悬挂于一定高度，灌肠液通过液压才能灌入肠道内。

3.灌肠仪器的应用。灌肠仪器虽然很先进，但需要操作人员熟悉其操作程序，且在特定的条件下才能开展，中药保留灌肠中每次使用药液量少，约100～200mL，中药液往往容易滞留在仪器的管道里，且仪器灌肠费用偏高，患者不能普遍接受。

简易灌肠器的结构

简易灌肠器是由广西中医药大学第一附属医院研制的一种灌肠工具。并获中华人民共和国国家知识产权局实用新型专利，专利号ZL201020681521.5。

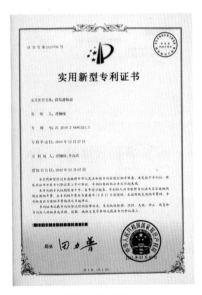

简易灌肠器专利证书

简易灌肠器由可旋式螺旋式瓶盖、与螺旋式瓶盖相连的肛管、调节器、药袋、附件（一次性手套、液状石蜡棉球）组成，如下图所示：

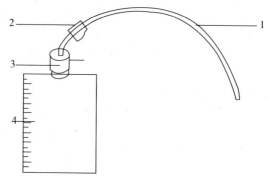

1.肛管；2.调节器；3.可旋式瓶盖；4.药袋

简易灌肠器

简易灌肠器操作方法

使用简易灌肠器时先把药液灌入药袋内，拧紧螺旋式瓶盖并关闭调节开关，将肛管轻轻插入到治疗部位，打开调节器开关，然后用手握住药袋均匀挤压药液至药液全部灌入体内后关闭调节器，轻轻拔管即可。

简易灌肠器的先进性

1.简易灌肠器结构简洁、操作简单、易行，可自行将液体挤压入体内。

2.肛管连接在螺旋式瓶盖上，肛管长30cm，管内径0.5cm，质地软硬适中，肛管前端四周有10个细小开口，挤压时药液喷洒细小均匀，避免刺激黏膜而影响药物保留时间。

3.肛管末端为圆头形状，避免擦伤黏膜。

4.调节器置于肛管上，可开关及调节流速；螺旋式药袋瓶口，口径2cm，既方便加药，又避免了灌肠挤压药袋时发生瓶盖与药袋脱离的现象。

5.可根据药量选择不同规格的药袋（有200mL和500mL两种规格）。

6.药袋质地薄，可防止药液倒流。

7.其附件配有手套一副及石蜡油棉球一个，便于操作使用。

8.用无毒聚氯乙烯为原材料制作而成，生产包装后经环氧乙烷灭菌，独立包装，为一次性使用，保存方便，保存期为2年，起封后即可使用，节省了清洗浸泡、高压消毒等操作，避免了交叉感染的机会。

简易灌肠器使用范围

简易灌肠器可应用于医院、诊所、家庭，安全、无创、易行、有效。

使用范围：

1.肠道给药。如肝病科治疗肝性脑病、消化科治疗结肠炎的中药保留灌肠。

2.外科手术前后的肠道清洁与治疗给药。

3.尿道的导尿保健冲洗和治疗给药。

4.阴道的保健清洗和治疗给药。

5.家庭应用于灌肠通便，达到美容的功效。通过灌肠可及时清除肠道宿便，减少对身体的毒害，达到保护自己的颜容不受损害、强健身体各部器官的功效。

肝性脑病患者意外事件防范指引

目的：通过《肝性脑病患者意外事件防范指引》，指导护理人员加强肝性脑病患者的意外事件防范，以保证护理安全。

指引：

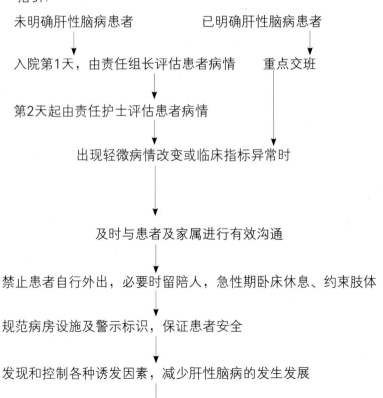

未明确肝性脑病患者　　　　　已明确肝性脑病患者

入院第1天，由责任组长评估患者病情　　重点交班

第2天起由责任护士评估患者病情

出现轻微病情改变或临床指标异常时

及时与患者及家属进行有效沟通

禁止患者自行外出，必要时留陪人，急性期卧床休息、约束肢体

规范病房设施及警示标识，保证患者安全

发现和控制各种诱发因素，减少肝性脑病的发生发展

妥善固定各种管道，防止患者自行拔除或碰脱

↓

责任组长及护士长随时指导，并每周进行质量控制

1.评估内容包括：①有无黄疸、腹胀、腹痛、水肿、出血等情况，尤其注意患者的意识、性格、行为，以及判断力、记忆力等改变，注意肝功能等临床指标的动态变化。②有无肝性脑病的高危风险因素，如上消化道出血、感染、电解质紊乱、酸碱平衡失调、便秘、大量排钾利尿、高蛋白饮食、大量放腹水等。③评估患者对本病的认识及依从性。④有无沟通障碍。⑤有无其他走失、跌倒等意外发生的因素，如高龄、脑血管意外后遗症等。⑥评估患者的支持系统。

2.安全措施包括：安排住安静舒适的单间，病房窗户固定为只能打开20cm，床头柜不放开水壶、玻璃杯、刀、剪、皮带、绳子等，活动的就餐板不挂于床尾，病房门贴不同的醒目标识，以利于患者识别。

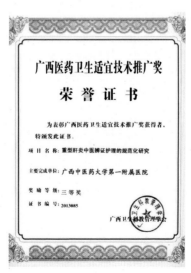

3.肝性脑病患者的治疗护理措施有：控制饮食，限制动物蛋白的摄入；保持大便通畅，结肠透析及中药保留灌肠治疗；及时发现和控制消化道出血，胃内有积血者及时吸出；积极纠正低钾低钠血症；纠正低血容量性休克及低氧血症；按医嘱使用门冬氨酸鸟氨酸、精氨酸等药物；严格执行消毒隔离规范，加强口腔、皮肤、泌尿道的护理；预防感冒，减少探视，预防交叉感染。

4.管道安全护理措施：使用留置针输液，烦躁的患者尽可能不在手背、腕关节附近穿刺，以减少视觉刺激。固定方法：在传统无菌敷贴覆盖的基础上外加棉垫包扎，减少患者无意中碰脱针头及自行拔针的机会。其他管道尽可能固定在患者手不易碰到的地方。

便携式多头腹带专利介绍

便携式多头腹带简介

便携式多头腹带是由广西中医药大学第一附属医院研制的一种医疗护理工具。并获中华人民共和国国家知识产权局实用新型专利，专利号ZL201420235584.6。

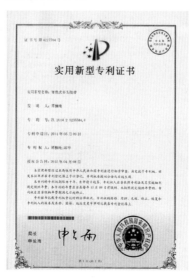

便携式多头腹带专利证书

便携式多头腹带属于医疗护理构件，由双层纯棉布块、系带、松紧带、系孔组成，其结构简洁、便携，操作方便。便携式多头腹带结构的优点：

1.便携式多头腹带采用纯棉布为材质，可直接接触皮肤，质地柔软，吸湿性好，透气性强，有利于切口愈合。

2.在距边缘2cm处设置系带，避免系带打结处直接压着皮肤；系带间隔处可放置引流管并可根据引流管位置调整腹带的方位，保证引流管通畅。

3.松紧带嵌隐式缝制在双层纯棉里面，避免松紧带收缩时直接牵拉皮肤，松紧带可在患者咳嗽、翻身等因素造成压力增加时适当调节松紧度，松紧带缝制在便携式多头腹带上方，防止携带时滑落。

4.系孔可让患者根据需要调整松紧度，系孔对称性设置，调整时可平整对齐折叠，避免皱褶后影响舒适度。

便携式多头腹带的结构

1.技术领域

本实用新型专利涉及医疗护理构件，是供腹部、胸部术后、产后康复等患者使用，可减缓伤口压力、减轻伤口疼痛、防止伤口裂开等，应用于医院、诊所、家庭的一种便携、舒适、有效的医疗护理工具。

2.背景技术

弹力黏性腹带，携带时对腹壁始终有压迫作用，会影响腹壁血运，影响伤口愈合，且具有质地粗糙，易磨伤皮肤，成本高等缺点。传统多头腹带绑扎复杂，携带过程容易松脱。便携式多头腹带在其基础上进行了改进。

3.实用新型内容

（1）便携式多头腹带采用纯棉布为材质，可直接接触皮肤，质地柔软，吸湿性好，透气性强，有利于切口愈合。

（2）在距边缘2cm处设置系带，避免系带打结处直接压着皮肤；系带间隔处可放置引流管并可根据引流管位置调整腹带的方位，保证引流管通畅。

（3）松紧带嵌隐式缝制在双层纯棉里面，避免松紧带收缩时直接牵拉皮肤，松紧带可在患者翻身、咳嗽等因素造成腹压增加时适当调节松紧度，松紧带缝制在便携式多头腹带上方，防止携带时滑落。

（4）系孔可让患者根据需要调整松紧度，系孔对称性设置，调整时可平整对齐折叠，避免皱褶后影响舒适度。

4.附图说明

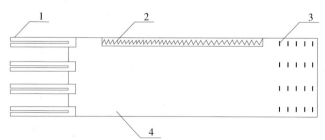

1.系带；2.松紧带；3.系孔；4.双层纯棉布

便携式多头腹带

便携式多头腹带使用范围

便携式多头腹带应用于腹部、胸部术后及妇科产后康复携带，能减缓伤口压力、减轻伤口疼痛、防止缝线脱开或组织撕裂等并发症发生，是适合医院、诊所、家庭使用的一种便携、舒适、有效的护理工具。

便携式多头腹带操作方法

使用便携式多头腹带时，先把双层纯棉布包裹在所需部位，把系带根据需要穿入至适当系孔后系活结即可。